Borderline-Persönlichkeitsstörung

Praxis der psychodynamischen Psychotherapie – analytische und tiefenpsychologisch fundierte Psychotherapie
Band 13

Borderline-Persönlichkeitsstörung

Dr. Birger Dulz, Dr. Mathias Lohmer, Prof. Dr. Otto F. Kernberg, Dr. Olga Wlodarczyk, PD Dr. Gerhard Dammann

Birger Dulz
Mathias Lohmer
Otto F. Kernberg
Olga Wlodarczyk
Gerhard Dammann

Borderline-Persönlichkeitsstörung

Stationäre Übertragungsfokussierte Psychotherapie

Prolog aus dem amerikanischen Englisch
übersetzt von Petra Holler

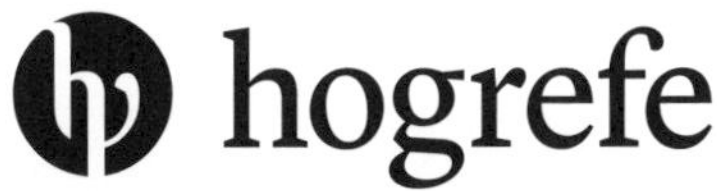

Bibliografische Information der Deutschen Nationalbibliothek
Die Deutsche Nationalbibliothek verzeichnet diese Publikation in der Deutschen Nationalbibliografie; detaillierte bibliografische Daten sind im Internet über http://dnb.dnb.de abrufbar.

Hogrefe Verlag GmbH & Co. KG
Merkelstraße 3
37085 Göttingen
Deutschland
Tel. +49 551 999 50 0
Fax +49 551 999 50 111
info@hogrefe.de
www.hogrefe.de

Satz: Sabine Rosenfeldt, Hogrefe Verlag GmbH & Co. KG, Göttingen
Druck: mediaprint solutions GmbH, Paderborn
Printed in Germany
Auf säurefreiem Papier gedruckt

1. Auflage 2022

(E-Book-ISBN [PDF] 978-3-8409-2588-7; E-Book-ISBN [EPUB] 978-3-8444-2588-8)
ISBN 978-3-8017-2588-4
https://doi.org/10.1026/02588-000

Inhaltsverzeichnis

Vorwort

Die Übertragungsfokussierte Psychotherapie (Transference-Focused Psychotherapy; TFP) hat sich seit dem Erscheinen des ersten Behandlungsmanuals vor 20 Jahren (Clarkin et al., 1999) als eine störungsspezifische, empirisch validierte psychodynamische Methode zur Behandlung der Borderline-Persönlichkeit erwiesen. In randomisiert-kontrollierten Studien (Clarkin et al., 2001, Clarkin, Levy et al., 2007; Doering et al., 2010; Levy et al., 2006) konnte nicht nur die Wirksamkeit nachgewiesen werden, sondern auch, dass es diesem Verfahren gelang, bestimmte tieferliegende Bereiche der Persönlichkeit der Patienten[1] – also ihre Struktur – zu verändern, was anderen Verfahren möglicherweise so nicht gelingt.

Die Grundlagen des von Otto F. Kernberg und seiner Gruppe seit den 60er Jahren entwickelten Verfahrens sind die Objektbeziehungstheorie, die Kleinianische Psychoanalyse und die Ich-Psychologie – diese hat Kernberg in einem Konzept integriert und weiterentwickelt.

Die TFP stellt die Beziehungs- und Identitätsstörung der Patienten in den Mittelpunkt, weniger die einzelnen, wechselnden Symptome, wie z. B. selbstverletzendes Verhalten, Dissoziationen und Suchterscheinungen. Wir gehen damit davon aus, dass Patienten mit schweren Persönlichkeitsstörungen über keine integrierte und konsolidierte, sondern über eine diffuse und von Spaltungsphänomenen geprägte Identität verfügen.

Die TFP hat sich besonders für Patienten aus dem B-Cluster der Persönlichkeitsstörungen (emotional-instabil vom Borderline-Typ, Histrionische, Narzisstische, Impulsive und behandelbare Antisoziale Persönlichkeitsstörung) bewährt. Ziel der Behandlung ist es, dass sich die nicht integrierten Teile (Selbst- und Objektrepräsentanzen), die durch Spaltung getrennt gehalten werden, in der Übertragungsbeziehung zum Therapeuten manifestieren können. Durch die therapeutische Arbeit in vielen Durchgängen von

1 Lediglich aus Gründen der besseren Lesbarkeit wird im Folgenden in der Regel das männliche grammatikalische Geschlecht gewählt (Patienten, Psychologen etc.). Dabei sind selbstverständlich immer alle Geschlechter mitgemeint.

Klärung, Konfrontation und Deutung kommt es dann zu einer Integration und Stärkung der Identität des Patienten.

Der Begriff „Manual“ für die TFP ist hier nicht im Sinne eines Kochbuchs mit Handlungsanweisungen zu verstehen – besser sollte von einer *prinzipienorientierten Vorgehensweise* gesprochen werden. Das TFP-Manual für den ambulanten (Yeomans et al., 2015) wie auch das hier vorliegende für den stationären Bereich geben Hinweise, was in bestimmten Phasen der Behandlung beachtet werden sollte, wie mit bestimmten Problemkonstellationen umgegangen werden kann und welchen Einfluss spezifische Komorbiditäten und Untergruppen haben. Zugleich ermöglicht die Methode, auch andere Behandlungselemente zu integrieren (Pharmakotherapie etc.).

Insbesondere im deutschsprachigen Bereich und in den Niederlanden hat die stationäre Psychotherapie noch immer einen hohen Stellenwert und findet sowohl in psychiatrischen als auch in psychosomatischen Kliniken statt. Viele der dort behandelten Patienten weisen Persönlichkeitsstörungen auf. Es ist daher naheliegend, auf der Basis der TFP für den ambulanten Bereich auch ein Manual für den stationären Bereich vorzulegen. Das vorliegende Buch stellt ein solches praktisches und alltagsnahes Manual für die psychodynamisch orientierte Psychotherapie von Borderline-Patienten vor. Es orientiert sich an einem evidenzbasierten stationären Behandlungsprogramm, das den Prinzipien der Übertragungsfokussierten Psychotherapie (Transference-Focused Psychotherapy [TFP]) folgt und beruht auf den langjährigen Erfahrungen der Autoren in der stationären wie teilstationären Therapie von Borderline-Patienten in Basel, Hamburg, München, Münsterlingen (Schweiz) und New York.

In Europa (insbesondere in Deutschland, der Schweiz und den Niederlanden) konnte die stationäre Psychotherapie für Patienten mit schweren Persönlichkeitsstörungen im Gegensatz zu den USA bis heute in psychosomatischen und psychiatrischen Kliniken weiterentwickelt werden. Möglicherweise könnte die stationäre Therapie durch störungsspezifische und manualgeleitete Therapieverfahren in diesem Bereich sogar eine Renaissance erfahren.

Die Wirksamkeit einer störungsspezifisch ausgerichteten stationären Behandlung von ca. dreimonatiger Dauer, wie sie im vorliegenden Manual dargestellt und diskutiert wird, konnte im Vergleich zu einem stationären Treatment-as-Usual empirisch nachgewiesen werden (Abel, Daerr et al., in Vorb.; Abel, Happel et al., in Vorb.; Agarwalla et al., 2013; Dammann et al., 2016; Sollberger et al., 2015).

Dieses Manual richtet sich in erster Linie an Behandler (Ärzte, Psychologen, Pflegefachleute, Spezialtherapeuten) auf Psychotherapiestationen, auf denen intensiv mit Borderline-Patienten gearbeitet werden kann. Aber auch stationär tätige Kolleginnen und Kollegen, die auf allgemeinpsychiatrischen oder Akutstationen arbeiten, oder niedergelassene Therapeuten werden eine Fülle von Anregungen finden.

Dieses Manual wurde initiiert und maßgeblich mitverfasst von Gerhard Dammann, der leider vor der Fertigstellung verstarb. Ihm verdankt die TFP-Gemeinschaft im deutschsprachigen wie im internationalen Raum außerordentlich viel, wofür ihm nicht genug gedankt werden kann. Die nach dem Tod von Gerhard Dammann erfolgten Überarbeitungen hat seine Ehefrau Karin Dammann, der wir uns persönlich verbunden fühlen, ermöglicht, wofür wir ihr sehr herzlich danken. Und unser Dank gebührt auch den Herausgebern dieser Buchreihe, hier insbesondere Stephan Doering, der das Manuskript akribisch durchsah und dessen wertvolle Hinweise wir gerne angenommen haben.

Besonderer Erwähnung bedarf es, dass wir alle unsere Erkenntnisse unseren Patienten verdanken. Ohne sie gäbe es keine TFP und schon gar nicht dieses Manual. Wir haben letztlich am meisten von unseren Patienten gelernt, ob wir sie nun stationär oder ambulant behandelt haben. Und gerade diese Behandlungen haben uns alle immer neu motiviert ...

Hamburg, München und New York im Frühjahr 2022

Birger Dulz,
Mathias Lohmer,
Otto F. Kernberg und
Olga Wlodarczyk

Prolog: Historische Ursprünge psychoanalytischer Zugänge zur stationären Behandlung von Persönlichkeitsstörungen[2]

Otto F. Kernberg

Erste psychoanalytische Ansätze zur stationären Behandlung von Persönlichkeitsstörungen

Die heutigen psychoanalytischen Ansätze der stationären Psychotherapie von Patienten mit schweren Persönlichkeitsstörungen lassen sich auf die Bemühungen der ersten Generation psychoanalytisch ausgebildeter Psychiater in Deutschland in den 1920er Jahren zurückführen. Die anfänglichen Bemühungen richteten sich darauf, den Patienten neben einer intensiven psychoanalytischen Einzelbehandlung ein Gemeinschaftsleben mit den Mitpatienten zu ermöglichen, in dem konkrete Aufgaben in der Gemeinschaft ihr allgemeines soziales Funktionsniveau und ihre Anpassungsfähigkeit steigern sollten. In der langjährigen Tradition der deutschen stationären Psychiatrie sollte die Krankenhausbehandlung zur „Umerziehung" genutzt werden, obwohl dies nun mit den Begriffen der neu entwickelten Freudianischen Ich-Psychologie ausgearbeitet wurde.

Stationäre Behandlung zusätzlich zur Einzelbehandlung

Dieser Ansatz entwickelte sich im Weiteren unabhängig davon in verschiedenen Kliniken in Großbritannien und in den Vereinigten Staaten und kam in den 1940ern und 1950ern in etwas modernerer Form in den ersten Programmen der Menninger Klinik in Topeka, Kansas, zur Anwendung.

Bestrebungen, psychotische Patienten mit psychoanalytischer Psychotherapie im Kliniksetting zu behandeln, sind in den 1950ern mit den Arbeiten von britischen Psychoanalytikern wie Herbert Rosenfeld (Rosenfeld, 1952) entstanden, der eine solche Behandlung mit Patienten durchführte, die im Rahmen eines stationären Behandlungsprogrammes zu ihm in die Praxis

2 Der Prolog wurde von Petra Holler aus dem amerikanischen Englisch übersetzt.

Erste Arbeiten im stationären Kontext bei psychotischen Patienten

gebracht wurden. Die psychoanalytische Einzelpsychotherapie fand relativ unabhängig von den restlichen Erfahrungen dieser Patienten statt, die sie im Rahmen ihrer Krankenhausbehandlung machten. Eine parallele Bestrebung entwickelte sich in den Vereinigten Staaten in der Chestnut Lodge Klinik unter Einfluss von Harry Sullivans kulturellem Ansatz der psychoanalytischen Theorie (Sullivan, 1953a, 1953b). Er untersuchte den Einfluss von frühen pathologischen Erfahrungen in Familieninteraktionen auf die aktuelle Psychopathologie. Es wurde vermutet, dass es sich um regredierte Patienten handelte, die diese frühen Erfahrungen im Rahmen ihrer psychotischen Übertragungen wiederholten. Diese Übertragungen wurden in den psychotherapeutischen Einzelsitzungen psychoanalytisch erforscht; indessen durchlief der Patient unabhängig von diesen Sitzungen die stationäre Standardversorgung. Es muss betont werden, dass diese Bestrebungen mit psychotischen Patienten in psychiatrischen Privatkliniken unternommen wurden, die sich durch stationäre Behandlungen von vielen Monaten, manchmal bis zu einer Dauer von vielen Jahren, auszeichneten – zu einer Zeit, bevor die heute verfügbaren psychopharmakologischen Behandlungen entwickelt wurden, welche die Situation in den späten 1950ern und frühen 1960ern in den Vereinigten Staaten radikal veränderten.

Die Behandlung von schweren Persönlichkeitsstörungen, die beginnend mit den 1930ern als „Borderline"-Fälle betrachtet wurden, eröffnete die Frage, ob der psychoanalytische Ansatz der stationären Behandlung innerhalb der therapeutischen Gesamtbemühungen als sozialer Rahmen verwendet werden könnte. Frühe psychoanalytische Untersuchungen mit Borderline-Patienten im Kliniksetting fanden im C.F. Menninger Memorial Hospital in Topeka, Kansas, und im Boston Psychopathic Hospital statt, das dem Harvard-Ausbildungssystem in Boston, Massachusetts, angehört. Der Schwerpunkt lag auf Ich-orientierten und pädagogisch-psychoanalytischen Ansätzen mit supportiver psychotherapeutischer Grundhaltung, wobei der Versuch unternommen wurde, eine etwas adaptivere Kompromissbildung zwischen Abwehrmechanismen und den Triebimpulsen dieser Patienten zu erreichen.

Weiterentwicklungen in den 1950er und 1960er Jahren

Diese Situation veränderte sich radikal mit zwei parallelen, voneinander unabhängigen, aber möglicherweise verwandten Ansätzen.

Klinik als soziales System

Einer davon bestand darin, die Klinik als soziales System zu erforschen. Diese soziologische Herangehensweise erreichte mit der klassischen Arbeit von Stanton und Schwartz (1954), die im Yale Psychiatric Hospital in New Haven, Connecticut ausgearbeitet wurde, ihren Höhepunkt. Durch die Erforschung des Einflusses der sozialen Klinikumgebung auf die Patientenbehandlung fanden Stanton und Schwartz heraus, dass latente, sehr häufig aktive, jedoch nicht verbalisierte Spannungen und Konflikte innerhalb der Ärzteschaft, der Pflege, des Verwaltungspersonals und der Patientengruppe zu Konflikten in der Behandlung einzelner Patienten und zu einer desorganisierenden Wirkung seitens der Patienten führen können, insbesondere bei jenen „Spezialfällen", die Thomas Main (1946, 1957) beschrieben hat. Die Konflikte im sozialen System hatten so die Tendenz, unter den Patienten die Aktivierung widersprüchlicher Verhaltensweisen, insbesondere tiefgreifende Spaltungsmechanismen und projektive Tendenzen, zu triggern. Gelang es in Gruppensitzungen, diese Spannungen mit der involvierten Gesamtpatientengruppe und die damit verbundenen unbewussten Konflikte im Behandlungsteam zu klären, verbesserte sich das Verhalten der Patienten auf Station spürbar.

Zur gleichen Zeit wurden in Großbritannien im Cassel-Hospital in London unter der Leitung von Thomas Main (1946, 1957) die neuen psychoanalytischen Konzepte der britischen Psychoanalyse, insbesondere aus den Schulen von Fairbairn (1952) und Melanie Klein (1946), angewendet, um die Grenzfälle der Borderline-Patienten zu erforschen. Die Erkenntnisse der oben beschriebenen Arbeit von Stenton und Schwartz waren im Einklang mit denen des Cassel-Hospitals. Main (1957) beschrieb, wie Patienten mit schwerer Psychopathologie, die dazu tendierten, ihre primitiven Abwehrmechanismen und Interaktionen im sozialen Umfeld zu inszenieren, ihre intrapsychischen Konflikte in die unmittelbare Krankenhausumgebung „auslagerten". Unter den Pflegekräften entwickelten sich Spaltungen: Es bildete sich eine charakteristische Aufteilung im Pflegepersonal zwischen jenen, die positive Reaktionen gegenüber dem Patienten zeigten und vom Patienten idealisiert wurden, im Gegensatz zu anderen Mitarbeitern, die der Patient in misstrauischer, feindseliger und paranoider Art und Weise erlebte und die wiederum ähnlich reagierten, was zur Folge hatte, dass im Team Spaltungen und Streitigkeiten aufkamen, die von den intrapsychischen Konflikten herrührten, die sich in solchen Spaltungsbeziehungen und -projektionen seitens der Patienten entfalteten. Im Kontext der neu entwickelten Erkenntnisse über die Charakteristika früher intrapsychischer Entwicklungen der Schule von Melanie Klein (Klein, 1946), wie Spaltung, Projektion und generell die Wirkung archaischer psychischer Zustände und Objektbeziehungen (vgl. Kap. 2), kam es nun zu einem Wechsel des Behandlungsansatzes: Anstatt darauf zu fokussieren, das Verhalten der Patienten zu normalisieren oder unangemessenes Verhalten zu reduzieren und sie dabei zu unterstützen, sich anzupassen, rückte nun die *Deutung* der primitiven Abwehrmechanismen und Objektbeziehungen in den Fokus der stationären Behandlung.

Erste Einflüsse der Objektbeziehungstheorie nach Melanie Klein auf die stationäre Behandlung

Das Konzept der therapeutischen Gemeinschaft

Ein weiterer Beitrag, der die Analyse dieser Wechselwirkungen zwischen individuellem Verhalten und interpersoneller Entwicklung im sozialen Umfeld vorantrieb, war die Entwicklung des Konzeptes der therapeutischen Gemeinschaft, wozu sowohl Maxwell Jones (1953) als auch Main selbst (1946) beigetragen haben. Das Konzept der therapeutischen Gemeinschaft stellte die therapeutischen Möglichkeiten ins Zentrum, die dann bestehen, wenn das Personal und die Patienten innerhalb einer organisierten Gemeinschaft alle Interaktionen in der Klinik gemeinsam untersuchen. Jones betonte, dass die Analyse aller Handlungen und Interaktionen in der Gemeinschaft dafür genutzt werden sollte, um zu erreichen, die Patienten zu reintegrieren und sozial zu rehabilitieren, indem man ihnen neue interpersonelle Interaktionsmodelle zur Verfügung stellte. Sowohl Jones als auch Main betonten, dass „Living-Learning-Confrontation“-Modelle genutzt werden könnten, um den Kommunikationsfluss zwischen Patienten und Personal in Gang zu bringen und unmittelbare Rückmeldungen bzgl. der beobachteten problematischen Verhaltens- und Reaktionsweisen der Patienten zu geben.

Einflüsse von Bion zur Gruppenpsychologie auf die stationäre Behandlung

Die Prinzipien der therapeutischen Gemeinschaft wurden durch kleine oder große Stationsversammlungen implementiert, die zusätzlich die neuen Erkenntnisse nutzten, die aus den Studien von Bion (Bion, 1961; Rioch, 1970a, 1970b) über Gruppenprozesse hervorgingen. Das Modell der therapeutischen Gemeinschaft von Jones beinhaltete auch eine Idealvorstellung eines demokratischen, gemeinsamen Entscheidungsfindungsprozesses zwischen Personal und Patienten in der therapeutischen Gemeinschaft, das dem traditionellen hierarchischen Modell der medizinischen Behandlung zuwiderlief, was zu Konflikten bei der Umsetzung des Modells führte. Im Gegensatz dazu war der Ansatz von Main stark von den Beiträgen von Bion zur Gruppenpsychologie beeinflusst: In diesen lag der therapeutische Fokus der Teamarbeit darauf, ein psychodynamisches Verständnis von den Ausdrucksformen dieser Konflikte, in Form von abgespaltenen interpersonalen Verhaltensweisen auf Station, zu gewinnen; diese Verhaltensweisen sollte das therapeutische Team sowohl in den Einzel- wie auch in den Gruppensitzungen sammeln, integrieren und den Patienten kommunizieren.

Die Studien der Tavistock Clinic in London über Gruppenprozesse aus psychoanalytischer Sicht und die dortige gezielte Entwicklung der psychoanalytischen Gruppenpsychotherapieansätze auf Basis der Arbeiten von Bion, Ezriel und Sutherland, Foulkes und Anthony lieferten zusätzliche Instrumente zur Erforschung von Gruppen- und sozialen Prozessen in der Klinik. Das Programm „Group Relations Conferences“ der Tavistock Clinic war ein wichtiger Schritt in die Richtung, die psychoanalytischen Prinzipien nicht nur auf die Erforschung von kleinen und großen Gruppen anzuwenden, sondern auch auf soziale Organisationen und die Psychologie der Organisationsführung. Diese Arbeit, die von Kenneth Rice und Mitarbeitern (Rice, 1963, 1965, 1969) geleitet wurde, sowie deren Weiterentwicklungen in den Vereinigten Staaten durch Margaret Rioch (1970b) lieferten einen weiteren wichtigen Baustein zur Umsetzung psychoanalytischer Prinzipien in der Patientenbehandlung in Kliniksettings. All diese Studien verwiesen auf den Zusammenhang zwischen einer funktionalen Struktur der Klinikorganisation und der Errichtung spezifischer stationärer Behandlungsangebote für Patienten mit schweren Persönlichkeitsstörungen.

Entwicklung eines integrativen Modells zur stationären Behandlung von schweren Persönlichkeitsstörungen

Es war das Zusammenwirken all dieser neuen Entwicklungen, die mich dazu anregten, ein integratives Modell zur Krankenhausbehandlung schwerer Persönlichkeitsstörungen zu entwickeln. Als Direktor des C. F. Menninger Memorial Hospitals konnte ich zwischen 1969 und 1973 einen solchen Ansatz ausarbeiten.

Theoretische Basis des integrativen Modells

Wir implementierten ein Modell, das auf der psychoanalytischen Objektbeziehungstheorie basierte und die analytischen Ansätze zur Funktionsweise von Gruppen und Organisationen nutzte, die von Tom Main und der Tavistock Clinic unter Leitung von Jack Sutherland (1952) ausgearbeitet wurden; letzterer wurde ein wichtiger Berater dieses Vorhabens.

Einzeltherapie und gemeinsame Patientenaktivitäten

In unserem Konzept verfügt jeder Patient über einen Einzeltherapeuten und einen Psychiater, der das Patientenmanagement ausübt. Der Patientenalltag besteht aus gemeinsamen Aktivitäten mit anderen Patienten, eingebunden in handwerkliche und individuelle künstlerische Beschäftigungen unter Leitung der Spezialtherapeuten. Jede Disziplin hat spezifische Rollen auf Station sowie gemeinsam getragene Funktionen. Diese gemeinsam getragenen Aspekte beinhalten, mit den Patienten durch die Teilnahme an den gemeinsamen Aktivitäten oder innerhalb der spezifischen berufsgebundenen Rolle frei zu interagieren, während man in der Interaktion mit dem einzelnen Patienten dessen Persönlichkeit, insbesondere auch die Gegenübertragungsreaktionen, die im konstanten Umfeld und in den Interaktionen auf Station auftauchen, auf sich wirken lässt. Es gibt Teambesprechungen, die dazu dienen, sich über die Eindrücke auszutauschen, die die Patienten dem Personal vermitteln, sowie über die Gegenübertragungsreaktionen, die in den Patientenkontakten hervorgerufen werden. In diesen Besprechungen können im Austausch sehr unterschiedliche Eindrücke und Reaktionen den Patienten gegenüber entstehen, wobei die vorherrschenden primitiven Mechanismen, die die

Patienten mit schweren Persönlichkeitsstörungen aufweisen, klar zu erkennen sein dürften.

Die Patienten begegnen sich nicht nur innerhalb aufgabenbezogener Gruppen, die die Arbeitsfähigkeit gewährleisten und es ermöglichen, die Interaktionen und die allgemeine soziale Gruppenfähigkeit der Patienten zu beobachten. Sie begegnen sich auch innerhalb von Sitzungen zum alltäglichen Leben, in denen auftauchende Probleme im Zusammenleben auf Station diskutiert und aus unterschiedlichen Perspektiven beleuchtet werden können, insbesondere Schwierigkeiten und Konflikte, die unter Involvierung von Patienten und Personal aufgetaucht sind. Einmal in der Woche partizipiert das gesamte Personal an einer Generalversammlung aus allen Patienten, die den Fokus auf Themen richtet, die die gesamte Patienten-Personal-Gemeinschaft der Station betreffen. Die vollständige Teilnahme der Patienten und des Personals ermöglicht einen unmittelbaren, umfassenden und klaren Austausch aller Informationen.

Die Psychotherapeuten der Patienten können Mitglieder derselben Teams sein oder von außerhalb der Station kommen. In jedem Fall ist es wichtig, dass ein Mechanismus existiert, der den Therapeuten über alle Interaktionen seines Patienten zwischen seinen Einzelsitzungen informiert, sodass das Alltagsleben des Patienten der Station Tag für Tag zur Verfügung stehen kann, um die Reaktivierung seiner Probleme im Stationskontext zu explorieren und zu analysieren.

Fokus des integrativen Modells in der stationären Behandlung

Die Exploration der primitiven Konflikte und Abwehrmechanismen findet im „Hier-und-Jetzt“ statt. Obwohl es wichtig sein kann, dass das Personal und insbesondere der Therapeut die Grundzüge der Patientengeschichte kennen und dass diese, falls relevant, in die Analyse aktueller Probleme auf Station einbezogen werden, besteht die Aufgabe darin, die Patienten zu unterstützen, ihre aktuellen Erfahrungen, Verhaltensweisen, Interaktionen und Leidenszustände, ihr Potenzial und ihre Schwierigkeiten zu verstehen und sie somit auf die Fortführung dieses psychotherapeutischen Unterfangens nach Klinikaustritt vorzubereiten.

Psychoanalytische Gruppentherapie

Eine wichtige Abwandlung dieses Modells kann darin bestehen, neben der Exploration der alltäglichen Lebensprobleme auf Station psychoanalytische Gruppenpsychotherapie anzubieten, die z. B. konsequent nach einem technischen Ansatz geleitet wird, der in etwas modifizierter Form auf Basis des Modells der Gruppenanalyse von Bion entwickelt wurde. An dieser Stelle sollen jedoch nicht die technischen Details diskutiert werden, die den Bionschen Ansatz (Bion, 1961) vom Ezriel-Sutherland-Ansatz (Ezriel, 1950; Sutherland, 1952) oder vom Anthony-und-Foulkes-Ansatz (Foulkes & Anthony, 1957) unterscheiden. Unabhängig davon, welche dieser Techniken angewendet werden, ist wichtig, dass der technische Ansatz der

Gruppenpsychotherapie einen klaren, inhaltlich konsistenten Bezug zur Einzelpsychotherapie der Patienten aufweist, sodass das Risiko einer Verwässerung oder Spaltung bei den Übertragungsvorgängen vermieden wird und die integrative Funktion der Einzelpsychotherapie erhalten bleibt. Es könnte sein, dass intensive, höherfrequente psychoanalytische Gruppentherapiesitzungen die Einzelpsychotherapie so gut wie ersetzen; dies ist aber eine offene Frage. In jedem Fall sollte die Tatsache, dass jeder Patient einen fallführenden Psychiater hat, der die gesamte Entwicklung der Behandlung des Patienten auf Station im Blick hat, die Behandlung vor Fragmentierung und Inkonsistenzen schützen.

Bedeutung einer nicht autoritären Atmosphäre im Behandlungsteam

Es ist unerlässlich, dass in der Arbeitsweise der Station eine respektvolle, funktionale, nicht autoritäre Atmosphäre vorherrscht, im Gegensatz zu einer autoritären, paranoidogenen Atmosphäre mit intensiver Angst, Ambivalenz und Groll seitens des Personals gegenüber der Führung. Dies würde die Möglichkeit zunichtemachen, dass das Personal über seine Reaktionen bezüglich der Patientenentwicklung offen kommuniziert. Eine solche funktionale, nicht autoritäre Atmosphäre erfordert eine funktionale Führung seitens der Stationsleitung und eine kollegiale Beziehung unter den Teammitgliedern, die über ihre einzelnen Professionen hinausgeht.

Konzeptualisierung der Borderline-Persönlichkeitsorganisation als psychopathologischer Bezugsrahmen

Weiterentwicklung des psychoanalytischen Behandlungskonzeptes im stationären Rahmen

Nachdem ich 1973 von Topeka in das Department of Psychiatry an der Columbia University in New York gewechselt hatte, entwickelte ich ein stationäres Programm am New York State Psychiatric Institute (PI), das auf dem Modell basierte, welches in der Menninger Stiftung realisiert wurde. Über mehrere Jahre begann sich eine Arbeitsgruppe zu etablieren, in der Michael Stone, Steven Bauer, Howard Hunt, Catherine Haran und ich selbst mitwirkten, die einerseits die Entwicklung der Konzeptualisierung der Borderline-Persönlichkeitsorganisation (BPO) – der allgemeine psychopathologische Bezugsrahmen für schwere Persönlichkeitsstörungen – und andererseits die Entwicklung eines aktualisierten, psychoanalytisch orientierten psychotherapeutischen Ansatzes für diese Erkrankungen für den besonderen Einsatz in stationären Settings fokussierte. Vor dem Hintergrund, dass alle psychiatrischen Assistenzärzte am Psychiatric Institute für das gesamte dritte Jahr der Ausbildung in diese Einrichtung rotierten, legten wir überdies großen Wert auf die Ausbildung psychodynamischer Psychotherapeuten.

1976 wurde ich Ärztlicher Direktor der Westchester Division des New York Hospital und hatte damit die Gelegenheit, die Programme weiter auszuarbeiten, die ich ursprünglich am Menninger Hospital entwickelt hatte, wobei unsere gesamte Gruppe in die Westchester Division umzog. Wir gründeten eine stationäre Einrichtung, die die Merkmale des spezialisierten psychodynamischen stationären Behandlungsangebotes für schwere Persönlichkeitsstörungen aufwies, von dem oben die Rede war (Kernberg, 1998,

2012). Im Verlauf der kommenden Jahre schloss sich John Clarkin an, der eine besondere Expertise bezüglich Forschungsdesigns mitbrachte und Studienleiter unserer empirischen Forschungsprojekte wurde. Frank Yeomans wurde Direktor des spezialisierten stationären Behandlungsangebotes für die BPO an der Westchester Division und Catherine Haran wirkte als Pflegedirektorin dieser Einrichtung mit. In den nachfolgenden 20 Jahren bauten wir unser Wissen und unser Verständnis in Bezug auf Persönlichkeitsstörungen und ihre Behandlung aus. Infolge meiner Pensionierung als Ärztlicher Direktor der Klinik wurde 1996 das Personality Disorders Institute (PDI) an der Westchester Division unter Schirmherrschaft des Department of Psychiatry gegründet; dies ermöglichte unserer Gruppe, unsere Psychotherapie- und empirische Forschung fortzuführen.

Entwicklungen ab den 1960er Jahren

„Milieu“-Programme

Die 1960er und 1970er Jahre können in den Vereinigten Staaten als Gipfelpunkt der Entwicklung von „Milieu“-Programmen angesehen werden, die dem beschriebenen Modell ähneln und bei denen neue Erkenntnisse bezüglich der psychoanalytischen Objektbeziehungstheorie, Gruppenprozessen und der Organisationsführung und der Nutzung des sozialen Umfeldes für therapeutische Prozesse in die stationären Programme integriert wurden.

Hindernisse

Gleichzeitig entwickelten sich verschiedene Umstände, die diese Programme beschnitten, besonders in den Vereinigten Staaten. Erstens führte die Entwicklung von psychopharmakologischen Behandlungen, die vorwiegend bei psychotischen Erkrankungen hilfreich waren, zu einem verminderten Interesse an der psychoanalytischen Psychotherapie von Psychosen in psychiatrischen Krankenhaussettings. Zweitens: Die anfänglichen Erwartungen, dass ähnliche positive psychopharmakologische Effekte bei schweren Persönlichkeitsstörungen erzielt werden könnten, führten bei den letztgenannten Störungsbildern zu einer problematischen Überbewertung psychopharmakologischer Behandlungen und stellten den Nutzen ihrer intensiven stationären Langzeitbehandlung infrage. Der dritte und wichtigste Umstand war, dass die Entwicklung der gemeindenahen Psychiatriebewegung in den 1970ern und 1980ern zu kürzeren Liegezeiten und zu einer Verschiebung von öffentlichen und privaten Erstattungsbeträgen in Richtung ambulanter (kostengünstigerer) Behandlung führte. Die Reduktion der Klinikbetten und des Klinikpersonals beeinflusste natürlich auch die Einrichtungen, die auf Langzeitbehandlungen von schweren Persönlichkeitsstörungen ausgerichtet waren. Die Einführung von „Managed Care“ in den Vereinigten Staaten war die treibende, von ökonomischen

Notwendigkeiten gesteuerte Kraft, die darauf abzielte, die Liegezeiten der stationären Behandlung drastisch zu verringern, und zur erwarteten Ablösung durch hauptsächlich pharmakotherapeutisch orientierte ambulante Behandlungen für die Gruppe von schweren Persönlichkeitsstörungen führte, sodass im Laufe der 1990er Jahre praktisch alle stationären Langzeitbehandlungen für diese Störungsbilder verschwanden.

Kognitiv-verhaltensorientierte Ansätze

Die Entwicklung der kognitiv-verhaltensorientierten Verfahren für schwere Persönlichkeitsstörungen stellte ein weiteres wichtiges Element innerhalb der sich wandelnden Situation in den 1980er und 1990er Jahren dar. Die Wirksamkeit der Dialektisch-behavioralen Therapie (DBT; Linehan, 1993) bei der Behandlung der suizidalen und parasuizidalen Symptomatik von Borderline-Patienten und die Tatsache, dass die entsprechenden Techniken in kurzer Zeit von einer großen Bandbreite an Mitarbeitern gelernt und die Behandlungszeit dadurch verkürzt werden konnte, unterstrichen die ökonomische Rentabilität und Effektivität dieser Methode. Die Entwicklung von gruppenpsychotherapeutischen Methoden, welche eine alternative Möglichkeit für eine finanziell rentable ambulante Langzeitbehandlung schwerer Persönlichkeitsstörungen darstellten, wurde durch die Sorge der Versicherungsgesellschaften gebremst, dass die Kosten der Langzeiteinzelpsychotherapie durch die Kosten der Langzeitgruppenpsychotherapie nur ersetzt werden könnten! Die anwachsenden bürokratischen Auflagen bezüglich der Voraussetzungen und der Dokumentation der Langzeitgruppenpsychotherapie führten in den USA dazu, dass diese Behandlungsformen praktisch ausstarben, abgesehen von zeitlich limitierten kognitiv-behavioralen Kurzbehandlungsformen.

Eine herausragende Ausnahme in dieser globalen Entwicklung bildet das stationäre Behandlungssetting der Austen Riggs Psychiatric Clinic in Stockbridge (Massachusetts) (Plakun, 2011). Diese Klinik entwickelte ein anspruchsvolles, psychoanalytisch orientiertes Langzeitbehandlungsprogramm, das psychoanalytische Einzelpsychotherapie mit einem analytisch orientierten therapeutischen Milieuprogramm kombiniert, auf die Behandlung von schweren Persönlichkeitsstörungen ausgerichtet ist und in kreativer Weise jene unterschiedlichen psychoanalytischen Gruppenmodalitäten nutzt, die oben beschrieben wurden.

Verlagerung der psychodynamischen Behandlungsprogramme auf das ambulante Setting

In diesem negativen kulturellen Umfeld konnte die Behandlung von schweren Persönlichkeitsstörungen dennoch weiterentwickelt werden, sowohl bezüglich der Einzelpsychotherapie als auch des Klinikmanagements, und zwar durch Anstrengungen in Form von einigen wenigen hochspezialisierten Forschungsvorhaben, die sich letztlich als erfolgreich erwiesen haben.Vor dem Hintergrund des wachsenden Drucks zur Reduzierung der Liegezeiten, der Vorschriften des Managed Care, der Personalreduktion in stationären Einrichtungen und der Entwicklung kognitiv-behavioraler Modelle zur Gruppenbehandlung, die auf kurze Klinikaufenthalte ausgerichtet waren, verlagerte sich unser psychodynamisches Programm auf die ambulante Behandlung schwerer Persönlichkeitsstörungen. In Ländern, in denen die dringend erforderliche umfassende stationäre Behandlung schwerer Persönlichkeitsstörungen fortgeführt werden konnte, blieb die Herausforderung bestehen, weitere entsprechende psychodynamische Behandlungsprogramme zu entwickeln.

Abschließende Bemerkungen

Mögliche Gründe für eine spezialisierte stationäre Langzeitbehandlung

Abschließend ist festzuhalten, dass es Patienten mit BPO gibt, deren Regressionstiefe, mangelnde Fähigkeit, an einer ambulanten Psychotherapie teilzunehmen, negative Prognosefaktoren (wie z. B. schwerwiegende antisoziale Tendenzen oder sekundärer Krankheitsgewinn der Störung) und erschwerende Symptome wie Alkoholismus oder Sucht eine spezialisierte stationäre Langzeitbehandlung erfordern können. Dies könnte schließlich ermöglichen, diese Behandlung auf ambulanter Basis fortzuführen, zumal die TFP darauf zugeschnitten ist, die Gesamtpersönlichkeitsstruktur zu verändern, statt nur eine symptomatische Verbesserung anzustreben. Die in der Praxis der stationären Behandlung von Borderline-Patienten entwickelten und hier dargestellten Methoden stehen für die Weiterentwicklung zur Verfügung. Sie versprechen eine Steigerung unserer Gesamteffektivität in der Behandlung dieser Erkrankungen im Gegensatz zu kurzsichtigen Versuchen, die Behandlungszeit zu verkürzen, und Bemühungen, kurze stationäre Klinikmaßnahmen ausschließlich auf eine vorläufige Symptomreduktion abzustimmen.

1 Beschreibung der Störung

Definition der Borderline-Persönlichkeitsstörung (BPS)

Die Borderline-Persönlichkeitsstörung (BPS) ist eine Störung der Persönlichkeit, die typischerweise in der Adoleszenz beginnt. Laut der S3-Leitlinie *Borderline-Persönlichkeitsstörung* (Deutsche Gesellschaft für Psychiatrie und Psychotherapie, Psychosomatik und Nervenheilkunde [DGPPN], in Vorb.) ist sie ab dem 12. Lebensjahr diagnostizierbar, was sowohl mit entwicklungspsychologischen (Sexualität, Identität, Autonomiebildung) als auch mit neurobiologischen Faktoren (Destabilisierung des zentralen Nervensystems durch Prozesse im Zusammenhang mit der Pubertät) zusammenhängt.

Die BPS ist durch eine starke Instabilität, die die Affektivität, das Selbstbild und die interpersonellen Beziehungen betrifft, und durch Impulsivität gekennzeichnet. In nicht seltenen Fällen kommt es zu Formen des selbstverletzenden Verhaltens (SVV), die für diese Störung besonders typisch, aber keine Voraussetzung sind. SVV tritt auch bei anderen Störungsbildern auf.

1.1 Diagnostische Kriterien

Entwicklung von kategorialer zu dimensionaler Diagnostik

Seit mehreren Jahren ist die Überarbeitung der Klassifikationssysteme psychischer Störungen von einem kategorialen hin zu einem dimensionalen Ansatz zu beobachten. Hintergrund hierfür war die anhaltende Kritik aus Forschung und Praxis an der Validität, der Zuverlässigkeit und klinischen Praktikabilität des kategorialen Ansatzes zur Erfassung von Persönlichkeitsstörungen (Hopwood et al., 2018).

DSM-5

In der 5. Ausgabe des *Diagnostic and Statistical Manual of Mental Disorders* (DSM-5; American Psychiatric Association [APA], 2013) blieben die Diagnosekriterien einer BPS im Vergleich zum DSM-IV unverändert (vgl. Kasten 1). Der kategoriale Ansatz zur Diagnostik von BPS wird lediglich zu Forschungszwecken durch ein dimensionales Diagnosesystem für Persönlichkeitsstörungen ergänzt. Das alternative Modell für Persönlichkeitsstörungen (Alternative Model of Personality Disorders [AMPD]) nach DSM-5

Alternatives Modell für Persönlichkeitsstörungen nach DSM-5

besteht aus zwei Kriterien: A) Beeinträchtigung im Funktionsniveau und B) maladaptive Persönlichkeitsmerkmale. Das Kriterium A konzeptualisiert das Funktionsniveau über folgende Dimensionen: Identität und Selbstbestimmung sowie Empathie und Intimität/Nähe. Das Kriterium B besteht aus 25 pathologischen Persönlichkeitseigenschaften, die wiederum fünf Dimensionen („Domänen") zuzuordnen sind: Negative Affektivität, Trennung, Antagonismus, Disinhibition und Psychotizismus (McCabe & Widiger, 2020).

Kasten 1: Diagnostische Kriterien der Borderline-Persönlichkeitsstörung (BPS) nach DSM-5 (American Psychiatric Association, 2013, 2018)[3]

Ein tiefgreifendes Muster von Instabilität in zwischenmenschlichen Beziehungen, im Selbstbild und in den Affekten sowie von deutlicher Impulsivität. Der Beginn liegt im frühen Erwachsenenalter, und das Muster zeigt sich in verschiedenen Situationen. Mindestens fünf der folgenden Kriterien müssen erfüllt sein:

1. Verzweifeltes Bemühen, tatsächliches oder vermutetes Verlassenwerden zu vermeiden. (*Beachte:* Hier werden keine suizidalen oder selbstverletzenden Handlungen berücksichtigt, die in Kriterium 5 enthalten sind.)
2. Ein Muster instabiler und intensiver zwischenmenschlicher Beziehungen, das durch einen Wechsel zwischen den Extremen der Idealisierung und Entwertung gekennzeichnet ist.
3. Identitätsstörung: ausgeprägte und andauernde Instabilität des Selbstbildes oder der Selbstwahrnehmung.
4. Impulsivität in mindestens zwei potenziell selbstschädigenden Bereichen (Geldausgaben, Sexualität, Substanzmissbrauch, rücksichtsloses Fahren, „Essanfälle").
   (*Beachte:* Hier werden keine suizidalen oder selbstverletzenden Handlungen berücksichtigt, die in Kriterium 5 enthalten sind.)
5. Wiederholte suizidale Handlungen, Selbstmordandeutungen oder -drohungen oder Selbstverletzungsverhalten.
6. Affektive Instabilität infolge einer ausgeprägten Reaktivität der Stimmung (z.B. hochgradige episodische Dysphorie, Reizbarkeit oder Angst, wobei diese Verstimmungen gewöhnlich einige Stunden und nur selten mehr als einige Tage andauern).
7. Chronische Gefühle von Leere.
8. Unangemessene, heftige Wut oder Schwierigkeiten, die Wut zu kontrollieren (z.B. häufige Wutausbrüche, andauernde Wut, wiederholte körperliche Auseinandersetzungen).
9. Vorübergehende, durch Belastungen ausgelöste paranoide Vorstellungen oder schwere dissoziative Symptome.

3 Abdruck erfolgt mit Genehmigung aus der deutschen Ausgabe des Diagnostic und Statistical Manual of Mental Disorders, Fifth Edition © 2013, Dt. Ausgabe, 2. Aufl.: © 2018, American Psychiatric Association. Alle Rechte vorbehalten.

Dieser Entwicklung entsprechend wird in den neuen Diagnosekriterien der *International Statistical Classification of Diseases and Related Health Problems 11* (ICD-11) der World Health Organization (WHO) ein dimensionaler Ansatz zur Schweregradeinschätzung einer Persönlichkeitsstörung gewählt. Neben der BPS wird keine weitere Persönlichkeitsstörung mehr spezifiziert. Mit der Einschätzung von Einschränkungen in den Bereichen des Selbstfunktionsniveaus (Identität, Selbstwert, Selbstbild, Selbstlenkungsfähigkeit) und der interpersonellen Funktionen (Empathie, Interesse, Vertrautheit und Wechselseitigkeit in der Nähe-Distanz-Regulation, Konfliktbewältigung) wird der Schweregrad einer allgemeinen Persönlichkeits- **ICD-11**

Kasten 2: Diagnostische Kriterien der emotional instabilen Persönlichkeitsstörung nach ICD-10 (F60.3; WHO/Dilling et al., 2016, S. 166 f.)[4]

F60.30 *impulsiver Typ*

A. Die allgemeinen Kriterien für eine Persönlichkeitsstörung (F60) müssen erfüllt sein.

B. Mindestens drei der folgenden Eigenschaften oder Verhaltensweisen müssen vorliegen, darunter 2.:
  1. deutliche Tendenz, unerwartet und ohne Berücksichtigung der Konsequenzen zu handeln
  2. deutliche Tendenz zu Streitereien und Konflikten mit anderen, vor allem dann, wenn impulsive Handlungen unterbunden oder getadelt werden
  3. Neigung zu Ausbrüchen von Wut oder Gewalt mit Unfähigkeit zur Kontrolle explosiven Verhaltens
  4. Schwierigkeiten in der Beibehaltung von Handlungen, die nicht unmittelbar belohnt werden
  5. unbeständige und launische Stimmung.

F60.31 *Borderline-Typ*

A. Die allgemeinen Kriterien für eine Persönlichkeitsstörung (F60) müssen erfüllt sein.

B. Mindestens drei der oben unter F60.30 B. erwähnten Kriterien müssen vorliegen und zusätzlich mindestens zwei der folgenden Eigenschaften und Verhaltensweisen:
  1. Störungen und Unsicherheit bezüglich Selbstbild, Zielen und «inneren Präferenzen» (einschließlich sexueller)
  2. Neigung sich auf intensive aber instabile Beziehungen einzulassen, oft mit der Folge von emotionalen Krisen
  3. übertriebene Bemühungen, das Verlassenwerden zu vermeiden
  4. wiederholt Drohungen oder Handlungen mit Selbstbeschädigung
  5. anhaltende Gefühle von Leere.

4 Abdruck erfolgt aus World Health Organisation/Dilling et al. (2016).

störung bestimmt. Zudem werden wie im DSM-5 Persönlichkeitseigenschaften anhand von fünf Dimensionen bzw. Domänen definiert: Negative Affektivität, Distanziertheit, Enthemmung, Anankasmus, Dissozialität (McCabe & Widiger, 2020).

Die Veröffentlichung der deutschsprachigen Version der ICD-11 wird ab 2022 erwartet (Jeung-Maarse & Herpertz, 2020). Bis zur Einführung der ICD-11 in Deutschland gilt weiterhin der kategoriale Ansatz der ICD-10, der die emotional instabile Persönlichkeitsstörung in zwei Typen – impulsiver Typ und Borderline-Typ – unterteilt. Für die Diagnosestellung einer BPS müssen nach ICD-10 folgende Kriterien erfüllt sein: emotionale Instabilität, mangelnde Impulskontrolle, Störungen des Selbstbildes, der Ziele und der inneren Präferenzen, chronisches Gefühl von Leere, intensive, aber unbeständige Beziehungen und eine Neigung zu selbstdestruktiven Verhalten mit parasuizidalen Handlungen und Suizidversuchen (WHO/Dilling et al., 2015, 2016; vgl. Kasten 2).

1.2 Epidemiologische Daten

Prävalenzangaben

Punktprävalenzen der BPS in der westlichen Allgemeinbevölkerung schwanken zwischen 0.7 % und 3.9 % (Ellison et al., 2018; Trull et al., 2010; Volkert et al., 2018). Im DSM-5 wird von einer Prävalenz von bis zu 5.9 % ausgegangen. Die Lebenszeitprävalenz wird mit 6 % angegeben (Grant et al., 2008). Zudem machen Patienten mit BPS einen Anteil von bis zu 22 % in der stationären und bis zu 12 % in der ambulanten psychiatrischen Versorgung sowie einen Anteil von etwa 6 % in der Primärversorgung und bis zu 15 % aller Besuche in Notaufnahmen aus. Damit zählt die BPS zu der am häufigsten diagnostizierten Persönlichkeitsstörung in der psychiatrischen Versorgung (Ellison et al., 2018; Gross et al., 2002; Zanarini et al., 2004).

Geschlechtsunterschiede

BPS wird häufiger bei Mädchen und Frauen diagnostiziert – wenngleich angenommen wird, dass es keinen statistisch signifikanten Unterschied in der Prävalenz zwischen Männern und Frauen gibt, wofür es verschiedene Erklärungen gibt (höheres Inanspruchnahmeverhalten bei Frauen, Männer mit starker Instabilität finden sich häufiger in Gefängnissen etc.; Eckert et al., 1997; Storebø et al., 2020).

Angaben zum zeitlichen Verlauf einer BPS

Entgegen bisheriger Annahmen weisen aktuellere Verlaufsstudien auf einen weniger zeitlich stabilen Verlauf der Symptome hin. Psychosoziale Beeinträchtigungen bleiben hingegen trotz geringerer Stabilität der Symptomatik langfristig bestehen (Gunderson et al., 2011). Etwa nach dem 45. Lebensjahr kommt es nicht selten zu einer gewissen Stabilisierung („aging-out"), aber es gibt auch Hinweise (Adams, 2000) darauf, dass es ab dem 65. Lebensjahr wieder zu einem Anstieg der Symptome oder einer Destabilisierung kommen kann, weil narzisstische „Pseudostabilisierungen" weggefallen sind (soziale Isolierung nach Berentung, keine narzisstische Zufuhr mehr durch beruflichen Erfolg) bzw. nicht mehr praktiziert werden können (nachlassende Sexualität/Libido, körperliche Folgen von Suchtverhalten).

Komorbidität

Die Komorbidität von BPS mit anderen psychischen Störungen ist insgesamt als häufig zu bewerten (Euler et al., 2015; Tomko et al., 2014). In einer groß angelegten US-amerikanischen epidemiologischen Studie in der Allgemeinbevölkerung (National Epidemiologic Survey on Alcohol and Related Conditions [NESARC]) weist BPS einen hohen Zusammenhang mit affektiven Störungen, Angsterkrankungen, Abhängigkeitserkrankungen sowie weiteren Persönlichkeitsstörungen auf (Tomko et al., 2014). So leiden zum Beispiel Patienten mit BPS in 85 % der Fälle an einer komorbiden Achse-I-Störung und in 74 % der Fälle an einer Achse-II-Störung nach DSM-IV (Grant et al., 2008).

1.3 Ätiologie

Bisherige Studien beschreiben ein biosoziales Ätiologiemodell bei der Entstehung von BPS, bei dem von einer Interaktion zwischen stark belastenden Erfahrungen in der Kindheit und Jugend (wie z. B. Gewalt, Vernachlässigung, emotionaler und sexueller Missbrauch) und genetischen wie auch biologischen Faktoren ausgegangen wird (Dulz & Schneider, 1995; Dulz & Jensen, 2011; Leichsenring et al., 2011).

Die Rolle belastender Kindheitserfahrungen

So wurden zum Beispiel im Rahmen einer Metaanalyse unterschiedliche Ausprägungen von belastenden Kindheitserfahrungen in Zusammenhang mit Borderline-Störungen im Erwachsenenalter untersucht sowie mit klinischen und nicht klinischen Stichproben verglichen (Porter et al., 2020). Insgesamt wurden 97 Studien, die seit 1980 publiziert wurden und Personen ab dem 18. Lebensjahr mit einer DSM- oder ICD-basierten Diagnose untersuchten, in die Metaanalyse eingeschlossen. Als belastende Kindheitserfahrungen wurden Vernachlässigung, Missbrauch, Mobbing oder der Verlust eines Elternteils vor dem 19. Lebensjahr definiert. Die Ergebnisse weisen auf einen ausgeprägten Zusammenhang zwischen belastenden Kindheitserfahrungen und BPS im Erwachsenenalter hin. Studienteilnehmer mit BPS waren vor allem von emotionalem Missbrauch und Vernachlässigung in der Kindheit betroffen und berichteten im Vergleich zu anderen klinischen und nicht klinischen Stichproben statistisch signifikant häufiger von belastenden Kindheitserfahrungen (Porter et al., 2020).

Die Rolle biologischer Faktoren

Als biologische Faktoren werden vor allem veränderte neurobiologische Strukturen diskutiert. So konnte in einigen Studien ein Zusammenhang zwischen einer Volumenreduktion der Amygdala und des Hippocampus mit emotionaler Dysregulation und einer erhöhten Sensitivität für Stress bei BPS-Patienten festgestellt werden (O'Neill & Frodl, 2012). Eine Volumenreduktion des Hippocampus wird zudem in Zusammenhang mit neurokognitiven Defiziten, dissoziativer Symptomatik, Wahrnehmungsverzerrungen und einer Instabilität des Identitätserlebens diskutiert. Gleichzeitig muss einschränkend erwähnt werden, dass Volumenreduktionen der Amygdala und des Hippocampus nicht als spezifisch für Patienten mit BPS betrachtet werden können. Volumenreduktionen in diesen Bereichen konnten auch bei traumatisierten Patienten mit Posttraumatischen Belastungsstörungen oder schweren depressiven Störungen nachgewiesen werden (O'Neill & Frodl, 2012). Insbesondere konnten solche Volumenreduktionen bei Patienten diagnostiziert werden, die in ihrer frühen Kindheit schwer traumatisiert wurden (Nunes et al., 2009). Gleichzeitig konnte mittels validierter und standardisierter Messinstrumente in einer deutschlandweiten Multicenterstudie bei etwa 80 % der stationär und teilstationär behandelten Borderline-Patienten die Diagnose einer Posttraumatischen Belastungsstörung nachgewiesen werden (Sack et al., 2011, 2013).

Fazit: Borderline-Störungen sind häufig und stellen Behandler vor starke Herausforderungen.

2 Grundlagen

2.1 Grundlagen der Objektbeziehungstheorie

Insbesondere die amerikanische Objektbeziehungstheorie (etwa Akhtar, 1992; Gabbard, 2005; Kernberg, 1978, 1992) hat zur Entwicklung einer psychoanalytisch orientierten Psychotherapie der Persönlichkeitsstörungen beigetragen. Kernberg hat dabei Ich-psychologische und Kleinianische Aspekte integriert.

Moderne Objektbeziehungstheorie

Grundlage der modernen Objektbeziehungstheorie (vgl. auch Yeomans et al., 2017) ist die Annahme, dass die grundsätzlichen von Freud beschriebenen Triebregungen – Libido und Aggression – mit den entsprechenden Affekten immer in Beziehung zwischen einem Selbst und einem anderen, einem Objekt, aktiviert und erlebt werden. Eine Vielzahl von inneren Objektbeziehungseinheiten zwischen einem Teil-Selbst- und einem Teil-Objekt-Aspekt stellt die Bausteine der psychischen Struktur dar und organisiert das eigene Verhalten (vgl. Abb. 1).

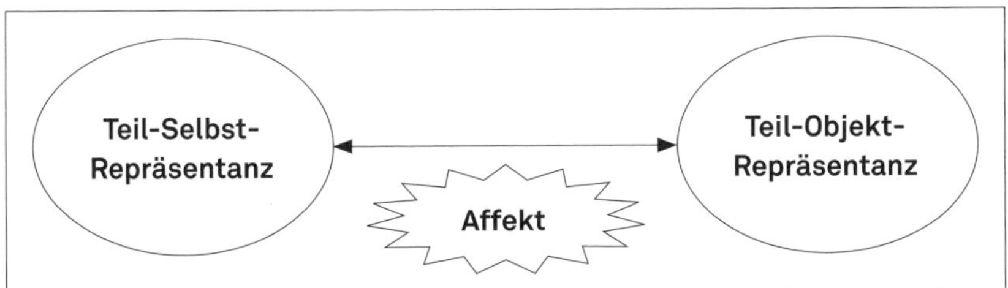

Abbildung 1: Frühe repetitive Beziehungserfahrungen als Grundbausteine des Selbst- und Objekterlebens (Yeomans et al., 2017)

Repräsentanz und Dyaden

Wir sprechen hier von Teil-Selbst und Teil-Objekt, weil jeweils nur bestimmte Ausschnitte des Beziehungs- und Affekterlebens miteinander verknüpft sind und die Integration zu einem Gesamt-Selbst oder Gesamt-Objekt-Erleben eine eigene entwicklungspsychologische Reifungsaufgabe ist. Der Begriff „Repräsentanz“ steht für das innere Bild von etwas. Diese jeweiligen Objektbeziehungseinheiten bezeichnet die TFP auch als Dyaden –

diese sind dann in der Psychotherapie immer wieder der Hauptgegenstand von Klärung, Konfrontation und Deutung sind (vgl. Kap. 2.2). Aus dieser Perspektive einer modernen Objektbeziehungstheorie können also das affektive Geschehen und das Beziehungserleben als untrennbar miteinander verbunden konzeptualisiert werden.

Spaltung zum Schutz guter Objektbeziehungsdyaden

Entwicklungspsychologisch kann man davon ausgehen, dass Kleinkinder bis zum Alter von etwa 36 Monaten stark frustrierende oder gratifizierende Erfahrungen mit ihren primären Bezugspersonen noch nicht integrieren, also noch nicht in ein ausgewogenes ambivalentes Bild von anderen zusammenbringen können (vgl. Doering, 2016). Die negativen Erfahrungen (z. B. Hunger, Schmerzen, Alleinsein) werden noch als zu stark und überschwemmend erlebt, als dass sie durch eine Vergegenwärtigung der guten Beziehungserfahrungen, also den Rückgriff auf vergangene Beruhigungs- und Sicherheitserfahrungen, ausgeglichen werden könnten. Als vorläufiger Schutz der guten Objektbeziehungsdyaden, der befriedigenden und Sicherheit gebenden Erfahrungen, vor den negativen Erfahrungen, wirkt nun der von Melanie Klein (1946) beschriebene Mechanismus der Spaltung. Dieser führt dazu, dass in affektiv hochaufgeladenen Situationen das Segment der guten, ja idealisierten, Objektbeziehungsdyaden von dem Segment der negativen, frustrierenden bis verfolgenden Objektbeziehungsdyaden getrennt gehalten werden kann. Eine frustrierende Mutter, die Gegenstand eines Wutanfalls eines Kleinkindes ist, wird kurz darauf wohlig als „beste Mutter der Welt“ erlebt werden, ohne dass dies einen innerlich erlebten Widerspruch im Kinde ergeben würde. Der Vorteil dieses Mechanismus liegt auf der Hand: Das Kleinkind kann die Bausteine eines sicheren Selbst- und Weltgefühls durch den Schutz der positiven Objektbeziehungserfahrungen vor den bedrohlichen und negativen Erfahrungen sicherstellen. So können wir beobachten, dass selbst Kinder aus schwer traumatisierenden Familiensystemen später immer noch auf „gute Beziehungssegmente“ zurückgreifen können, die vielleicht unrealistischen Idealisierungsmomenten entspringen, aber doch einen Kern einer „guten Objektbeziehungserfahrung“ bewahren und damit ein psychisches Überleben sichern konnten.

Spaltung als Hindernis in der Entwicklung einer gesunden Ambivalenz

Der Nachteil dieser Konstruktion liegt ebenso auf der Hand: Die Spaltung verhindert die Entwicklung einer gesunden Ambivalenz und eines integrierten Bildes wichtiger anderer, in dem sowohl negative, frustrierende als auch positive und nährende Aspekte vorkommen können. Diese Integration setzt aber ein stärkeres Ich voraus, das in der Lage ist, dafür zu sorgen, dass aus Aggression auf das frustrierende Objekt nicht Hass wird, der das Objekt zerstören könnte. Diese Integration gelingt normalerweise durch einen sicheren Bindungsmodus zu den primären Bezugspersonen, die durch ihre Fähigkeit, die affektiven Zustände des Kindes angemessen

Containment nach Bion

„lesen“ zu können, dem Kleinkind ein „Containment“ (Bion, 1962/1990;

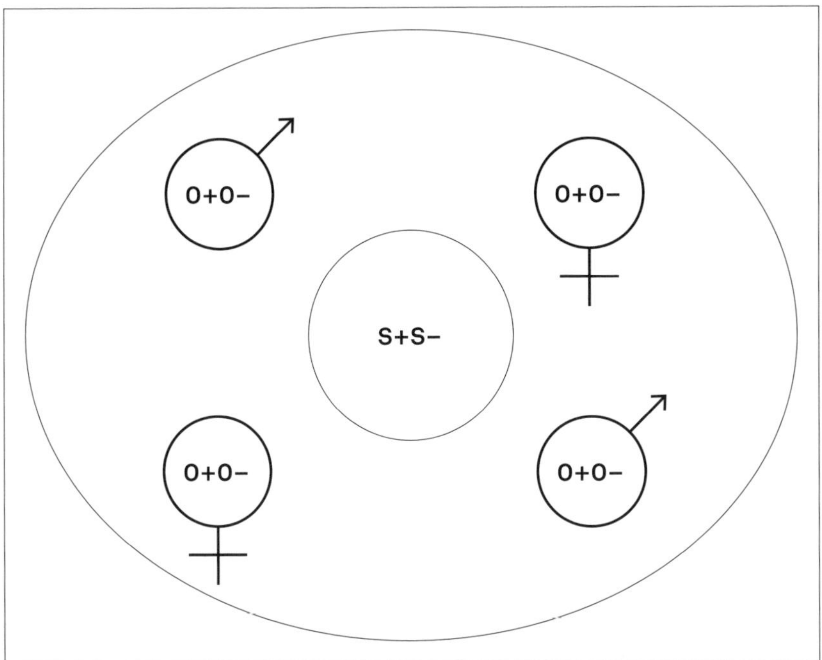

Abbildung 2: Selbst- und Objektrepräsentanzen bei normaler Persönlichkeitsorganisation (Yeomans et al., 2017; O = Objektrepräsentanz, S = Selbstrepräsentanz, + = positive Aspekte, – = negative Aspekte, ♀ = weibliche Objekte, ♂ = männliche Objekte)

Lohmer, 2013b) bereitstellen. In dieser beruhigenden Form des Haltens und lauten Nachdenkens gegenüber dem Kind vermitteln sie diesem, dass sie seine Gefühlszustände verstehen, darauf eingehen und sie modifizieren können. Im Rahmen einer solchen haltenden, beruhigenden und seine Affektzustände angemessen „übersetzenden" Beziehungserfahrung kommt es nach etwa 36 Monaten zu einer zunehmenden Integration dieser bisher getrennt gehaltenen affektiven Zustände: Eine Integration der inneren Welt der Objektbeziehungen und der Identität bildet sich heran.

Integrierte Persönlichkeitsorganisation: Ambivalenzspannung und Objektkonstanz

Die Abbildung 2 veranschaulicht, wie in einer normalen Persönlichkeitsorganisation verschiedene innere Objektrepräsentanzen (also Vorstellungen, Abbildungen und Vergegenwärtigungen wichtiger vergangener und gegenwärtiger Objekte) mit jeweils integrierten positiven (+) und negativen (–) Aspekten sowie eine Selbstrepräsentanz mit ebenfalls positiven und negativen Aspekten existieren und den Reichtum einer inneren Welt mit einer aufrechterhaltenen Ambivalenzspannung und einer gelungenen Objektkonstanz bilden. In der normalen Persönlichkeitsorganisation kann also toleriert werden, dass andere Menschen zugleich positiv (anziehend, befriedigend, wohltuend, anregend) und kritisch (enttäuschend, den Erwartungen nicht entsprechend, frustrierend, ärgerlich) gesehen werden können, ohne dass dies zu einer Verwerfung des Objektes oder einer verzerrenden Idealisierung führt. Das Objekt bleibt im Erleben der Person dasselbe, egal welcher Aspekt gerade im Vordergrund steht – es wird also konstant erlebt und die Beziehung zu ihm kann aufrechterhalten werden.

Die Objektbeziehungstheorie geht nun davon aus, dass bei späteren Borderline-Patienten genau dieser entscheidende Schritt der Integration der widersprüchlichen inneren Objektbeziehungsmuster nicht gelingt und es daher in affektiv aufgeladenen Situationen zu einem Persistieren bzw. einem Rückgriff auf die entwicklungspsychologisch frühen Spaltungs- und Projektionsmechanismen kommt. Wir nehmen an, dass dies durch zwei Faktoren bedingt ist: Zum einen weisen Borderline-Patienten ein erhöhtes Ausmaß konstitutioneller Aggression (vgl. Yeomans et al., 2017) auf, zum anderen gibt es in ihrer Vorgeschichte regelhaft ein Muster von unsicherer Bindung und misslingendem Containment. Damit wird die Herausbildung einer integrierten Welt der inneren Objektbeziehungen und einer integrierten Identität behindert und es kommt zu einem Vorherrschen weiterhin aufgespaltener innerer Objektbeziehungsdyaden und einer Identitätsdiffusion, in der die unterschiedlichen Vorstellungen und Erlebnisweisen von sich und anderen weiterhin getrennt voneinander gehalten werden. Dies trifft besonders in affektiv aufgeladenen Konfliktsituationen zu, in denen das Gegenüber dann entweder zu einem idealisierten, beschützenden, nährenden oder aber versagenden, gefährlichen und verfolgenden Gegenüber wird. Entsprechend wird das Selbst als genährt, gehalten und wertvoll oder aber als bedroht, verfolgt und zur aggressiven Gegenwehr berechtigt erlebt. Dies führt dann beim erwachsenen Borderline-Patienten zu den charakteristischen verzerrten Erlebnisweisen in Beziehungen und der raschen Projektion innerer positiver, idealisierter oder negativer, verfolgender Bilder auf die äußeren Beziehungspersonen, die nicht mehr ausreichend durch realistische Wahrnehmungen der Beziehungspersonen korrigiert und in Balance gebracht werden können.

BPS: Aufgespaltene Objektbeziehungsdyaden und Identitätsdiffusion

Projektion

Die Abbildung 3 zeigt verschiedener solcher Dyaden, die voneinander getrennt gehalten (symbolisiert durch die durchgezogene Mittellinie) und rasch aktiviert werden können. So erlebt der Patient mit einer Borderline-Persönlichkeitsorganisation (BPO) in der Dyade a 1 eine Person, die ihn kritisiert, rasch als Verfolger, sogar als einen sadistischen Angreifer (O 1), und sich selbst entsprechend als missbrauchtes Opfer (S 1), das Angst (a 1) gegenüber dem Angreifer empfindet. Dass die Kritik vielleicht wohlwollend oder zumindest nicht in der Absicht, das Gegenüber zu demütigen und zu quälen, vorgebracht wurde, ist nicht mehr erleb- und denkbar – genauso wenig wie die Tatsache, dass der Patient die Situation ja klären („Wie genau hast du deine Kritik gemeint?“) oder sich selbstbewusst positionieren könnte

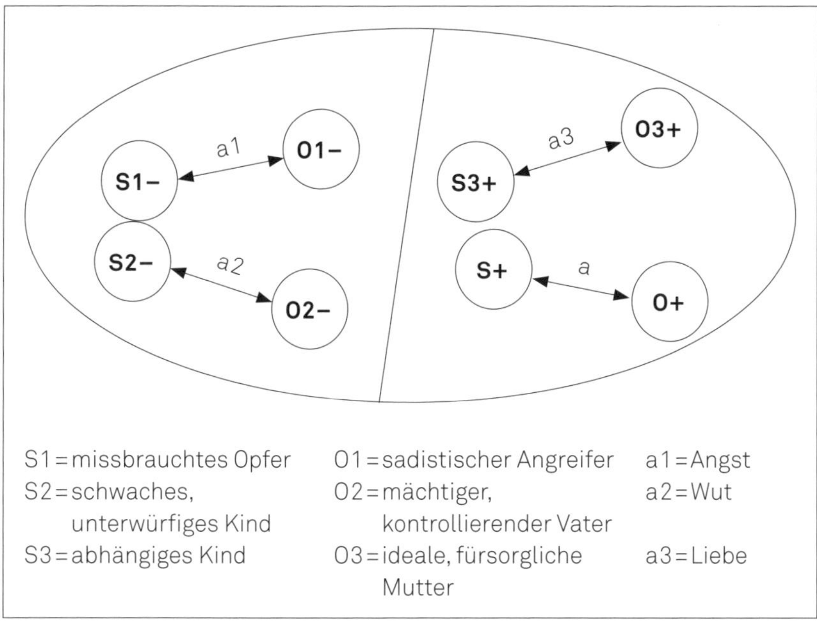

Abbildung 3: Selbst- und Objektrepräsentanzen bei Borderline-Persönlichkeitsorganisation (Yeomans et al., 2017; O = Objektrepräsentanz, S = Selbstrepräsentanz, + = positive Aspekte, – = negative Aspekte; weitere Erläuterungen im Text)

(„In diesem Aspekt deiner Kritik sehe ich die Lage ganz anders und folge dir nicht!“) und nicht notwendigerweise in die Position des Opfers gehen müsste. Wie bei Patienten mit einer Posttraumatischen Belastungsstörung können diese inneren Bilder gleichsam automatisch „getriggert“, also ausgelöst, werden und bestimmen dann die Wahrnehmung. Von diesen negativen Dyaden durch Spaltung getrennt sind positive Dyaden. So wird im Beispiel a3 die Teil-Selbst-Repräsentanz eines abhängigen Kindes (S3) durch das Gefühl von Liebe (a3) mit der Teil-Objekt-Repräsentanz einer idealen und fürsorglichen Mutter (O3) verbunden. Störende (z. B. frustrierende) Aspekte bleiben aus dem Erleben ausgeschlossen. In der Psychotherapie kann sich so ein Patient wohlig gehalten fühlen von einem Therapeuten, der ihn scheinbar bedingungslos-mütterlich akzeptiert und in allen Belangen unterstützt. Entsteht eine Frustration dieser Erwartung (z. B. weil der Therapeut eine kritische Frage stellt), kommt es nicht zu einer Integration dieser kritischen Seite („Der Therapeut mag und schätzt mich, aber er sieht halt auch eine problematische Seite in mir und benennt diese. Dies tut weh, ist aber wohl notwendig und nicht böse von ihm gemeint.“). Stattdessen wird z. B. die bereitliegende Dyade a1 aktiviert, und der Therapeut wird als sadistischer Angreifer erlebt – das gerade noch wohlig erlebte Gefühl der Geborgenheit ist wie ausgelöscht und emotional nicht mehr verfügbar.

Einsatz von negativen und positiven Dyaden zur gegenseitigen Abwehr

In der TFP gehen wir davon aus, dass eine Dyade auch zur Abwehr einer anderen eingesetzt werden kann. Droht eine negative Erfahrung (a1), kann eine verstärkte Idealisierung (a3) dabei helfen, störende Wahrnehmungen und Emotionen auszublenden. Wird die Beziehung in einer Dyade (z.B. a3) zu nah, intensiv und potenziell die eigenen Grenzen bedrohend, kann – auch bei einem nur kleinen Dissens – rasch eine negative Dyade aktiviert werden (z.B. a1 oder a2), um durch einen dominierend aggressiven Affekt wieder eine Distanzierung zu erreichen.

Nähe-Distanz-Dilemma

Borderline-Patienten, aber zum Teil auch Patienten mit anderen Persönlichkeitsstörungen, können nicht ohne Beziehung sein, da sie sich als auf den anderen (als Tröster etc.) angewiesen erleben oder auch nur über andere eine „Ahnung“ einer Identität erlangen. Allerdings können sie ebenso auch nicht *in* einer Beziehung sein, denn in einer solchen empfinden sie sich als extrem verletzlich – etwa wegen der Angst, dann manipuliert bzw. verletzt zu werden, oder weil Nähe gleichzeitig die Gefahr bedeutet, sich selbst zu verlieren (im Sinne einer Verschmelzungsangst). Diese „Falle“ resultiert aus dem Mangel an haltenden, inneren Objekten und ist Ausdruck der Identitätsstörung. Aus dem Fehlen einer stabilen Identität entsteht so eine extreme Verlassenheitsangst. Die von Winnicott als „capacity to be alone“ bezeichnete Fähigkeit bedeutet also nichts anderes als das innerliche Zurückgreifen-Können auf Halt und Trost gebende innere Strukturen; diese hängen mit der Erfahrung, real getröstet worden zu sein (Winnicotts „holding environment“), zusammen. Es geht also ebenso wenig mit Beziehung als auch ohne Beziehung.

2.2 Persönlichkeitsorganisation bei Persönlichkeitsstörungen

Konzept der psychischen Struktur

In der langen Tradition der Psychoanalyse wurden verschiedene Theoriebildungen zum Konzept der psychischen Struktur entwickelt und beschrieben. Ausgehend von Freuds Strukturmodell wurden Ansätze zur Entwicklung psychischer Struktur vor allem im Rahmen der Ich-Psychologie und der Objektbeziehungstheorie entwickelt (Doering & Hörz, 2012; Thobaben et al., 2007). Psychoanalytische Konzepte der psychischen Struktur haben vor dem Hintergrund der Überarbeitung der Diagnosesysteme in Hinblick auf die Diagnostik von Persönlichkeitsstörungen an Relevanz gewonnen (Ehrenthal, 2014). So werden Persönlichkeitsstörungen im alternativen DSM-5-Modell als „Störungen in den Selbst- und interpersonalen Funktionen“ beschrieben, welche aus psychodynamischer Sichtweise wesentliche Charakteristika struktureller Störungen darstellen (APA, 2013; Yeomans et al., 2017). Psychodynamische Konzepte finden zudem in der dimensionalen Diagnostik des Schweregrades einer Persönlichkeitsstörung nach DSM-5 und ICD-11 ihre Entsprechung (DSM-5: American Psychiatric Association, 2013; ICD-11: WHO, 2021).

Allgemein wird die psychische Struktur in der psychodynamischen Theoriebildung als ein beständiges Muster definiert, mit dem sich der Mensch in Beziehung zu sich selbst und seinen Objekten setzt. Die psychische Struktur ist folglich die Grundlage von mentalen Funktionen, die das Verhalten, die Wahrnehmung und die subjektive Erlebensweise eines Menschen organisieren, aus der sich symptomatische Verhaltensweisen entwickeln können (Yeomans et al., 2017). Wie bereits dargelegt, nimmt die Art und Weise der Bewältigung von Erfahrungen in der Beziehung eines Kindes zu seiner Umwelt einen wesentlichen Einfluss auf die Entwicklung der psychischen Struktur. Eine Grundannahme der Psychoanalyse ist dabei, dass die beobachtbaren Verhaltensweisen und subjektiven Beeinträchtigungen Rückschlüsse auf die mögliche pathologische psychische Struktur zulassen (Yeomans et al., 2017). Das bedeutet, dass die psychische Struktur nicht direkt beobachtbar ist, sondern auf der Grundlage der von ihr geprägten mentalen Funktionen definiert werden kann (Doering & Hörz, 2012; Yeomans et al., 2017).

Borderline-Persönlichkeitsorganisation und Borderline-Persönlichkeitsstörung

Persönlichkeitsorganisation nach Kernberg

Kernberg beschrieb auf der Grundlage seiner klinischen Erfahrung die psychopathologische Struktur von Patienten mit schweren Persönlichkeitsstörungen, die er als Borderline-Persönlichkeitsorganisation (BPO) bezeichnete. Dabei ist neben der Art und Weise, wie Selbst- und Fremdwahrnehmung integriert sind, auch der Grad der Integration wesentlich für das Charakteristikum der psychischen Struktur. Kernberg unterscheidet vier Niveaus der Persönlichkeitsorganisation: diese reichen von der normalen über die neurotische Persönlichkeitsorganisation und die BPO bis zur psychotischen Persönlichkeitsorganisation. Die Differenzierung der Persönlichkeitsorganisationen erfolgt entsprechend folgender struktureller Charakteristika (vgl. Yeomans et al., 2017):

1. integrierte Selbst- und Fremdwahrnehmung vs. Identitätsdiffusion,
2. Verhältnis von reifen und unreifen Abwehrmechanismen,
3. Grad der Realitätsprüfung.

Nach dem Verständnis der TFP bildet die BPS den Kern der BPO und ist basal durch die Trias von Identitätsdiffusion, primitiven Abwehrmechanismen und intakter Realitätsprüfung definiert.

Die ersten beiden Kriterien unterscheiden die BPO von einer neurotischen Persönlichkeitsorganisation, das letzte Kriterium grenzt die BPO von einer psychotischen Persönlichkeitsorganisation ab.

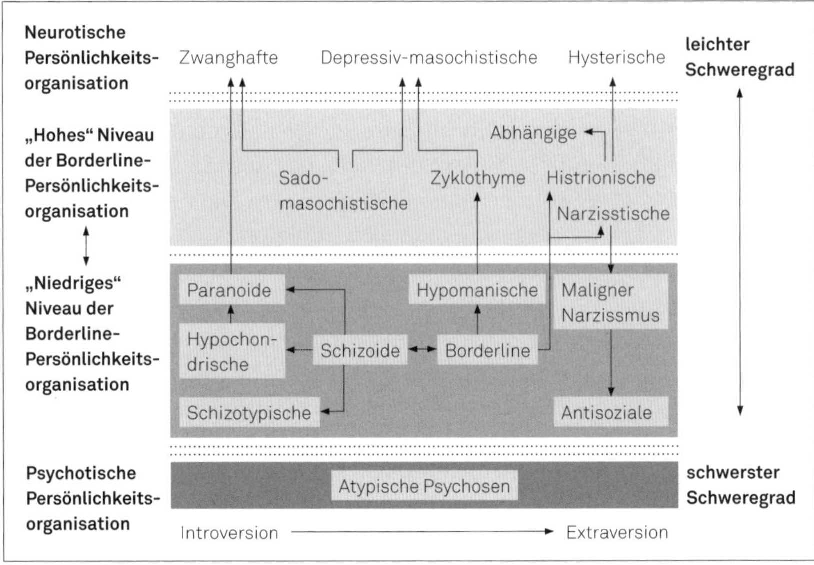

Abbildung 4: Unterschiedliche Persönlichkeitsstörungen in Abhängigkeit vom Niveau der Persönlichkeitsorganisation, Introversion/Extraversion und dem pathologischen Schweregrad (Kernberg, 2000)

Identitätsdiffusion

Für Kernberg stellt die Identitätsdiffusion das zentrale Problem bei Persönlichkeitsstörungen dar: Widersprüchliche und konflikthafte Seiten sind in der Persönlichkeit nicht integriert und führen zu abruptem Wechsel zwischen gegensätzlichen Empfindungs-, Denk- und Handlungsweisen. Identitätsdiffusion beinhaltet somit die Schwierigkeit, sich selbst und andere realistisch und differenziert – insbesondere mit gleichzeitig positiven und negativen Aspekten – beschreiben zu können. Bei Personen mit einer narzisstischen Störung fällt auf, dass sich diese Problematik der differenzierten Wahrnehmung eher auf andere, bei Borderline-Patienten jedoch primär auf sich selbst bezieht.

Die Abbildung 4 zeigt die Niveaus der Persönlichkeitsorganisation abhängig vom Schweregrad der Pathologie sowie den Faktoren Introversion vs. Extraversion und den dazugehörigen kategorialen Persönlichkeitsstörungen. In dem so aufgespannten Feld können unterschiedliche Persönlichkeitsstörungen auftreten, die alle als Gemeinsamkeit eine BPO aufweisen. In diesem Sinne ist die TFP speziell für Patienten mit einer BPO konzipiert und entwickelt worden. Die TFP behandelt damit unterschiedliche Persönlichkeitsstörungen, die aber alle auf einem Strukturniveau der BPO angesiedelt sind. Neben der BPO gibt es die neurotische und die psychotische Persönlichkeitsorganisation.

2.3 Grundlagen der Übertragungsfokussierten Psychotherapie (TFP)

2.3.1 Ziele, Basis und Wirkungsweise der TFP

Aktivierung und Überarbeitung früher Objektbeziehungsmuster

Vor dem Hintergrund der dargestellten objektbeziehungstheoretischen Grundlagen deutet sich schon die Aufgabe einer entsprechenden TFP an: im Rahmen einer haltenden, sicheren, Containment ermöglichenden therapeutischen Beziehung die Aktivierung der einseitigen frühen Objektbeziehungsmuster zu ermöglichen, sie gemeinsam mit dem Patienten zu erleben, ihren raschen Wechsel zu beobachten und durch Deutung und emotionalen Halt zu einer „Überarbeitung" dieser inneren Welt der Objektbeziehungsmuster zu gelangen und einen höheren Grad der Integration und sicheren Identität zu erreichen. Im Vordergrund der Behandlung mit TFP steht folglich eine langdauernde Bearbeitung der Beziehungsprobleme des Patienten, die Ausdruck seiner nicht integrierten Objektrepräsentanzen und seiner strukturellen Störung sind. Es wird entgegen der Spaltungstendenzen des Patienten gearbeitet, indem voneinander abgespaltene negative und positive Selbstanteile des Patienten, die als verwirrend und ängstigend erlebt werden, miteinander in Verbindung gebracht werden, was langfristig integrierend und damit angstmindernd wirkt.

Korrigierende Beziehungserfahrung und Einsicht in Probleme

Die Behandlung von Persönlichkeitsstörungen wird wirksam durch eine neue korrigierende Beziehungserfahrung ebenso wie durch Einsicht in die bisherigen Probleme (Deutungen).

Am Ende der Behandlung sollte der Patient idealerweise folgendes erlangt haben:

- die Fähigkeit zur Integration des zuvor konflikthaften Selbstkonzeptes,
- die Fähigkeit zur Integration der Perspektive von wichtigen Bezugspersonen,
- die Fähigkeit zur Integration von bisher dissoziierten und abgespaltenen Affekten,
- die Fähigkeit, mehr wohlwollend-freundliche Empathie für sich selbst (Rückgang von Selbstverletzung) und andere zu empfinden,
- die Fähigkeit, zu reflektieren (d.h. über sich selbst psychologisch nachdenken zu können, statt wie bisher mit Handlung zu agieren),
- die Fähigkeit, die äußere Realität besser zu bewältigen und für das Leben notwendige Frustration zu ertragen.

Wichtig für die Durchführung einer TFP sind eine Diagnostik für die Indikationsstellung, die mehr auf die Qualität der Objektbeziehungen fokussiert als auf die Symptomatik, und außerdem eine aktive Haltung, die die Beziehung zum Patienten fokussiert. Die Behandlung sollte Veränderungen in der

Lebenswelt des Patienten aktivieren und nicht dazu beitragen, dass reale Probleme des Alltags (soziale Wirklichkeit) weiter vermieden werden. Therapievereinbarungen schützen den Patienten und die Grenzen der Therapie. Um dies zu bewirken, müssen Therapeuten im Umgang mit den teils starken Übertragungs- und Gegenübertragungsreaktionen erfahren sein.

Etablierung eines sicheren Rahmens mit festen Grenzen

Die Basis der TFP ist ein strukturiertes sowie strukturierendes Vorgehen, das dem Patienten mit seinem inneren und äußeren Chaos Halt gibt. Dies geschieht durch die Etablierung eines sicheren Rahmens mit festen Grenzen. Auf dieser Grundlage kann die starke Beziehungsorientierung der TFP wirksam werden. Diese ermöglicht den Patienten eine Spiegelung ihrer pathologischen Erlebens- und Verhaltensweisen, bietet gleichzeitig die Chance neuer Lernerfahrungen und damit die Möglichkeit zur Modifikation der inneren Beziehungsmuster im Rahmen der therapeutischen Beziehung. Durch die Übertragung der Welt der inneren Objekte auf die Beziehung zum Therapeuten kann dieser die Erlebnisweisen des Patienten erfassen, erleben und beschreiben.

Objektbeziehungsmuster und Übertragung

Unter Übertragung verstehen wir die im jeweiligen Moment aktualisierten inneren Erlebens- und Beziehungsmuster des Patienten, die die Beziehung zum Therapeuten oder zum therapeutischen System prägen und färben. In diesem Verständnis wird Übertragung nicht als eine Verzerrung des gegenwärtigen Erlebens aus dem Vergangenheits-Unbewussten des Patienten gesehen, sondern als die jeweilige Aktualisierung innerer Objektbeziehungen, die die innere Welt des Patienten bilden (vgl. Lohmer, 2013a). Übertragung wird hier also in einem umfassenden Kleinianisch-objektbeziehungstheoretischen Sinne verstanden. Das Konzept der Übertragung umfasst dabei nicht nur Ganzobjekt-Übertragungen (z. B. der Therapeut, der als strenger Vater oder versorgende Mutter erlebt wird), wie sie für höher strukturierte Patienten charakteristisch sind. Es umfasst auch Teil-Objekt-Übertragungen, wie sie besonders bei Ich-strukturell gestörten Patienten dominieren (z. B. eine strenge Seite im Therapeuten, die plötzlich in der Wahrnehmung des Patienten dominiert und von der noch in der letzten Therapiestunde erlebten Großzügigkeit des Therapeuten durch Spaltung getrennt gehalten wird).

Übertragungsmanifestationen außerhalb der therapeutischen Einzelbeziehung

Im Unterschied zur gängigen Kleinianischen Praxis bezieht die TFP aber noch stärker diejenigen Übertragungsmanifestationen des Patienten ein, die sich außerhalb der therapeutischen Einzelbeziehung konstellieren – im Bereich der stationären Psychotherapie z. B. zum gesamten Team, im sozialen Leben des Patienten zu Arbeitskollegen oder Mitbewohnern.

Therapeutische Beziehung

Die umfassende therapeutische Beziehung beinhaltet sowohl die spezifischen, die Beziehungswahrnehmung und -gestaltung bestimmenden aktualisierten inneren Objektbeziehungsmuster (also die Übertragung) als auch die grundlegenden Parameter der Zusammenarbeit auf der Ebene der gesunden, beobachtenden und erwachsenen Ich-Anteile beider Partner der therapeutischen Arbeit (also die Arbeitsbeziehung) – auch wenn diese natürlich durch die Übertragungsbeziehung gefärbt wird. Gerade für die psychodynamische Psychotherapie von Patienten mit Ich-strukturellen Störungen ist die Pflege der Arbeitsbeziehung von besonderer Bedeutung, da diese durch die raschen Stimmungs- und Aufmerksamkeitsschwankungen des Patienten und die hohe Störbarkeit der basalen Verbundenheit immer wieder gefährdet ist. Damit der Patient die Übertragungsdeutungen des Therapeuten produktiv aufnehmen und verarbeiten kann, achtet der Therapeut darauf, den Patienten zu erreichen sowie eine optimale Stimmung und Aufmerksamkeit für das Geschehen in der Stunde und ein mittleres Anspannungsniveau anzustreben.

Ich-strukturelle Störung

Die TFP basiert zum einen auf der oben beschriebenen Objektbeziehungstheorie, indem die inneren und in der Folge externalisierten Objektbeziehungsmuster als Übertragungsmuster erlebt, aufgenommen, verstanden und gedeutet werden; zum anderen bezieht sich die TFP auf ein Strukturverständnis in der Tradition der Ich-Psychologie. In diesem Verständnis leiden die Patienten an einer strukturellen Ich-Störung, einem Defizit an innerer Strukturbildung, das durch die Abspaltung einander gegenüberstehender negativer und positiver Selbstanteile und Objektvorstellungen verursacht wird und in der Folge zu „Strukturdefiziten", wie mangelnde Impulskontrolle, Stresstoleranz und Emotionsregulierung, führt. Das „Strukturdefizit" der Borderline-Patienten ist im Verständnis der TFP damit zum einen Resultat von Spaltung und konfligierenden inneren Objektbeziehungsmustern und zum anderen Resultat von nicht oder nur unzureichend ausgebildeten Ich-Strukturen, die eine regulierende, hemmende und damit ausgleichende Funktion haben. Aus diesem Störungsverständnis ergibt sich auch die Behandlungsperspektive der TFP (vgl. folgender Kasten).

Zentrale Ziele der TFP

- kontinuierliche Fokussierung auf die inneren Objektbeziehungen mit dem Ziel, diese so zu modifizieren, dass dem Patienten eine Integration der abgespaltenen Selbstobjektanteile gelingt
- Entwicklung einer sicheren Identität statt der Identitätsdiffusion
- sicherer Bindungsstil anstelle eines unsicheren, z. B. chaotischen, Bindungsstils
- damit einhergehend eine Verbesserung der Qualität der Objektbeziehungen und der Beziehungsfähigkeit – also die Fähigkeit, sich in einen anderen Menschen hineinzuversetzen bzw. sich selbst mit dessen Augen sehen zu können

Diese Ziele werden dadurch angestrebt, dass

- dem Patienten eine hohe und gleichzeitig regulierbare Beziehungsintensität ermöglicht wird,
- Sicherheit und Kontinuität im Beziehungserleben entstehen,
- eine beständige Einladung vermittelt wird, aus einer „Metaperspektive" das gerade miteinander Erlebte zu beschreiben und einzuordnen.

Entwicklung der Ich-Funktionen

Rahmenorientierung zur Begrenzung selbst- und therapieschädigenden Verhaltens

Neben dieser direkten Arbeit auf der Beziehungsebene fokussiert die TFP weiterhin auf die Entwicklung der Ich-Funktionen des Patienten. Dies geschieht z.B. durch eine klare Rahmenorientierung, die insbesondere im stationären Setting eine Notwendigkeit zur Begrenzung selbstschädigender, selbstdestruktiver, suizidaler sowie süchtiger Verhaltensweisen darstellt. Die Fokussierung und Begrenzung des selbst- und therapieschädigenden Verhaltens ist Voraussetzung, damit die Therapie nicht zu einer „chronischen Krisenintervention" wird, sondern sich tatsächlich auf die inneren Objektbeziehungsmuster und die Übertragung des Patienten fokussieren kann.

Das folgende Fallbeispiel bezieht sich auf die Begrenzung selbstschädigenden Verhaltens (Offenbarung i.S. einer Verletzung eigener Grenzen).

Fallbeispiel

Am Ende eines Erstgesprächs äußert eine Patientin, dass es noch etwas Wichtiges gebe, über das sie aber mit dem Therapeuten nicht sprechen könne. Sie tut dies so, dass im männlichen Therapeuten der Eindruck entsteht, dass er sie durchaus dazu bringen könnte, ihr das „Geheimnis" zu verraten. Statt sie zu verführen, ihm das Geheimnis doch zu erzählen, oder ihr beizupflichten, dass sie es ihm selbstverständlich, weil er ein Mann sei, nicht erzählen müsse und könne, deutet der Therapeut das Dilemma der Patientin an, das auch zeigt, dass sie als Borderline-Patientin nicht selbst regulieren kann, was sie offenbaren möchte oder nicht. Er zeigt so Interesse (statt Vernachlässigung), dringt jedoch nicht intrusiv in sie ein. Im Übrigen markiert die Bemerkung der Patienten am Ende der Stunde den Versuch, dem schmerzhaft passiv erlebten Ende der Beziehung durch eine (pseudo-)aktive Verweigerung gestaltend zu begegnen.

Fazit: Im Rahmen der TFP macht der Patient korrigierende und letztlich positive Beziehungserfahrungen – anders als es die Erfahrungen insbesondere mit den primären Bezugspersonen gewesen sind. Diese Erfahrungen wirken sich auf spätere Beziehungen außerhalb einer Therapie günstig aus, auch weil die Identität des Patienten deutlich stabiler geworden ist.

2.3.2 Interventionsebenen der TFP

Die TFP interveniert auf drei Ebenen, die im Folgenden näher beschrieben werden:
1. Strategie-Ebene,
2. Taktik-Ebene,
3. Technik-Ebene.

2.3.2.1 Die Strategie-Ebene – Die übergreifenden Ziele der Behandlung

Hier geht es um die langfristige Strategie der Behandlung, die Behandlungsziele, die Impuls- und Affektkontrolle und die Identität. Dafür wird die jeweils im Moment aktivierte Objektbeziehung versucht zu erleben, zu tolerieren, zu erkennen, zu benennen und damit zu fokussieren. Dies könnte z.B. durch Kommentare geschehen wie: „*Ich habe den Eindruck, dass Sie mich die letzten Momente immer kritischer anschauen, so, als müssten Sie gut aufpassen, dass ich nichts Gefährliches oder Nachteiliges über Sie sage. Stimmt das so?*“ Daraufhin könnte der Patient vielleicht sagen: „*Ja, Sie haben vorhin erwähnt, dass ich Streit mit der Nachtschwester hatte, und da habe ich mir gleich gedacht, dass Sie sich im Team wieder alles über mich zusammenreimen und dass ich da ganz schlecht wegkomme und eh keine Chance hab' zu erklären, wie ich die Sachen erlebe.*“ In diesem Beispiel resultierte daraus die Beobachtung des Therapeuten, dass sein Patient anders als üblich wirkt. Hier wäre der Patient in ein paranoides Beziehungs- und Wahrnehmungsmuster geraten, in dem er sich selbst als klein, ausgeliefert und machtlos, den Therapeuten oder das Team hingegen als missgünstig, mächtig und gegen ihn verbündet erlebt.

Fokus auf die aktivierte Objektbeziehung

Häufig wird eine solche Objektbeziehung mit den jeweiligen Rollen durch eine Rollenumkehr abgewehrt. So könnte es in unserem Beispiel sein, dass der Patient plötzlich den Therapeuten angreift: „*Was sind das überhaupt für unsinnige Regeln, dass man um 22 Uhr auf der Station sein muss? Wie wollen Sie so mit einem erwachsenen Menschen umgehen und was erlaubt sich die Nachtschwester überhaupt, einen so zu bevormunden!*“ Der Therapeut soll dadurch in die Defensive kommen, sich ohnmächtig gegenüber den normativen Vorgaben des Patienten erleben, womit eine Rollenumkehr zwischen Angreifer und Opfer erreicht wäre und der Patient aus dem Gefühl der Bedrohung in das Gefühl der Omnipotenz wechseln könnte.

Abwehr einer Objektbeziehung durch Rollenumkehr

Der Therapeut oder das Team könnten dem Patienten dann deuten: „*Als ich vorhin die Auseinandersetzung mit der Nachtschwester erwähnte, haben Sie sofort das Gefühl bekommen, jetzt so massiv beschuldigt zu werden und als so schlecht dazustehen, wie Sie manchmal vielleicht selber von sich denken. Und das wurde so unerträglich, dass Sie zunächst ganz misstrauisch waren und dann umgeschwenkt sind und mich angegriffen haben, so als hätte ich was falsch gemacht, womit Sie sich dann aus diesem scheußlichen Gefühlszustand befreien konnten.*"

Damit wird es dem Patienten möglich, nachzuvollziehen

- welches Objektbeziehungsmuster gerade zusammen erlebt wurde,
- welche Rollenpaare (Dyaden) dabei im raschen Wechsel auftraten,
- welche Abwehrnotwendigkeit in diesem Rollenwechsel liegt,
- auf welche Weise er eine Selbststabilisierung sucht,
- und welche „Kosten" für die Realitätsauffassung und die Beziehungsregulierung damit verbunden sind.

Gleichzeitig demonstriert der Therapeut bzw. das Team dem Patienten dabei ein grundsätzliches Wohlwollen, ein Verständnis, warum es nachvollziehbar ist, dass solche Mechanismen auftreten, und das Angebot von einer Metaebene.

Wohlwollend-neutrale Haltung

Aus einem Abstand heraus kann das „gemeinsame Agieren" auf der Bühne der Station miteinander nachvollzogen werden. Es ist wichtig, dass hier ein tatsächliches grundsätzliches Wohlwollen vorherrscht und Therapeuten bzw. Teams deswegen rasch intervenieren, bevor aufkeimender Ärger oder Angst eine solche wohlwollend-neutrale Haltung zum Patienten erschweren.

Gegenübertragung als Diagnostikum

Die TFP ist eine aktive und rasch intervenierende Methode, die in besonderer Weise den Fokus auf die eigene Gegenübertragung richtet und diese als wichtigstes Diagnostikum für den aktuellen Stand der Beziehung auffasst. Fühlt sich ein Teammitglied durch fortwährende Angriffe eines Patienten beeinträchtigt und verärgert, könnte es richtig sein, den Patienten zu unterbrechen: *„Stopp, halt! Jetzt kann ich gar nicht mehr richtig mitdenken. Ich bin ganz damit beschäftigt, wie ich mich gegen Ihre Angriffe wehren kann – lassen Sie uns doch mal schauen, wozu es gut ist, dass Sie mich gerade so hartnäckig attackieren.*"

Technik der Klärung

Diese Technik der *Klärung* in der therapeutischen Stunde dient dem Ziel, jede Information des Patienten gemeinsam näher zu untersuchen und zu einem tieferen Verständnis des subjektiven Erlebens des Patienten beizutragen, indem der Patient mitbekommt, warum und wie der Therapeut zu seinen Einfällen gelangt, und sich ständig eingeladen fühlt, seine eigenen Gedanken hinzuzugeben. Dies ist besonders wichtig, da Borderline-Patienten rasch in ein Gefühl der Ohnmacht und des „Nicht-bewirken-Könnens" geraten und sie deswegen ein gewisses Maß an Kontrolle über das, was in der Therapie passiert, benötigen; so können sie dann tolerieren, dass neue oder überraschende Einsichten entstehen. Hierbei ist die besondere Bedeutung der Angst und deren Folge für eine Kommunikationsfähigkeit auch im Rahmen der Therapie zu beachten (Dulz, 2011; Dulz & Schneider, 1995; Hoffmann, 1998).

Durch solche Beschreibungen, Hypothesenbildungen und einen derartigen therapeutischen Dialog gelingt es, die durch Spaltung aufgetrennten Selbst- und Objektaspekte zu integrieren und eine differenzierte Sicht auf die therapeutische Beziehung zu erreichen.

2.3.2.2 Die Taktik-Ebene (oder Regel-Ebene) – Das therapeutische Vorgehen in der jeweiligen Therapiestunde

Während uns die *strategische* Ebene die übergreifende Orientierung für den therapeutischen Prozess und die therapeutische Begegnung gibt, ermöglicht uns die *taktische* Ebene eine Orientierung in der jeweiligen therapeutischen Stunde. Hier geht es zunächst darum, den therapeutischen Rahmen zu beachten.

Therapeutische Rahmenbedingungen

- Pünktlichkeit (die auch für alle Teammitglieder verpflichtend sein muss)
- Arbeitsorientierung in der Sitzung
- Fokus auf das gesamte Verhalten des Patienten auf Station
- Integration aller Erfahrungen dazu
- Einbeziehung selbstschädigenden oder therapieschädigenden Verhaltens

Auswahl des dominanten Themas anhand einer Rangliste

Teil der Rahmenorientierung ist die gemeinsame Orientierung von Patient und Therapeut bzw. therapeutischem Team an einer Rangliste von Themen, die in jeder therapeutischen Begegnung mit dem Patienten als „Checkliste“ zu beachten sind und in ihrer Rangfolge eine Hilfe für die Fokussierung auf das jeweils wichtige Thema bilden (Yeomans et al., 2017). Darüber hinaus kann es spezifische Vereinbarungen mit jedem einzelnen Patienten geben (vgl. Abschnitt 4.3.2).

Rangliste („Checkliste“) der Themen für jede therapeutische Begegnung mit dem Patienten

1. Suizid- oder Tötungsdrohungen
2. Gefährdung der Therapie
3. Unehrlichkeit oder Verschweigen wichtiger Informationen
4. Verletzungen der Therapievereinbarung
5. Agieren während der Sitzungen
6. Agieren zwischen den Sitzungen

7. Trivialisierung
8. Übertragungsmanifestationen
9. affektiv-dominantes Material innerhalb oder außerhalb der Therapie

Anhand dieser Rangliste kann das im Moment dominante Thema ausgewählt werden. Dabei werden die drei Kommunikationskanäle verbale Information, nonverbale Information und Gegenübertragungserleben genutzt. In der stationären Therapie tritt hier noch der vierte Informationskanal mit Informationen über das Verhalten des Patienten in der therapeutischen Gemeinschaft hinzu.

Beruhigung des affektiven Erregungszustandes

Dabei ist es wichtig, die Intensität der emotionalen Beteiligung zu regulieren: In erregten Zuständen oder wenn ein Patient vollkommen verschlossen und unzugänglich ist, können therapeutische Beschreibungen nicht gut greifen; es bedarf zunächst einer therapeutischen, immer wieder auch einer beruhigenden und konsolidierenden Aktivität, um den Patienten in den Dialog zu bringen. Das muss zum richtigen Zeitpunkt geschehen und nicht auf „Gedeih und Verderb" (ein hoher Angstpegel verunmöglicht eine konstruktive Kommunikation, die dann nicht „erzwungen" werden kann – auch nicht mit einem Hinweis auf Regeln). Manchmal ist es notwendig, dem Patienten kleine Beschreibungen dessen zu geben, wie man ihn wahrnimmt: *„Sie sitzen hier ganz schweigend auf Ihrem Stuhl, schauen mich kaum an. Ich frage mich, ob Sie eher verunsichert oder ärgerlich sind."* Dies kann auch in Form des „lauten Denkens" des Therapeuten geschehen: *„Ich frage mich, wie's Ihnen so gehen mag. Vielleicht liegt Ihnen etwas auf der Seele, was Sie mir schlecht sagen können, oder vielleicht ist es auch so, dass es befriedigend ist, zu sehen, wie ich mich hier abmühen muss, vielleicht gab es ja etwas, wobei Sie sich so gefühlt haben wie jemand, den man zappeln lässt"*, oder: *„Sie wünschen, ich könnte Sie ohne Worte verstehen."*

Zuweilen bedarf es deutlich grenzsetzender Interventionen, um z.B. Schreien, Wüten, Anklagen oder Weglaufen-Wollen des Patienten zu begrenzen: *„Halt! Setzen Sie sich hin, hören Sie mir zu. Haben Sie verstanden, was ich gesagt habe?"*

2.3.2.3 Die Technik-Ebene – Das Verhalten im jeweiligen therapeutischen Moment

Für die Orientierung im jeweiligen therapeutischen Moment helfen uns folgende drei Kriterien:
1. technische Neutralität bewahren,
2. Gegenübertragung für Interventionen nutzen,
3. auf die Übertragungsebene fokussieren.

Technische Neutralität bewahren

Mit technischer Neutralität ist gemeint, sich nicht einseitig mit einem einzelnen Aspekt des Patienten und einem einzelnen seiner Anteile zu identifizieren, sondern immer gleichweit von den Repräsentationen des Selbst und der Objekte sowie von den abgespaltenen idealisierten bzw. entwerteten Objektbeziehungsdyaden entfernt zu bleiben. Die Adressierung *unterschiedlicher Anteile* im Patienten hilft diesem, sich nicht selbst ganz und gar mit seiner destruktiven Seite zu identifizieren.

Adressierung unterschiedlicher Anteile

So könnte ein Therapeut zu einem Patienten sagen, der darauf besteht, sich in einem Spannungszustand schneiden zu müssen: *„Es scheint gerade so, als wollten Sie mich davon überzeugen, dass Ihnen gar nichts anderes übrigbleibt, als sich zu schneiden, wenn Sie sich so über Ihren Mitpatienten ärgern. In diesem Moment ist der Anteil in Ihnen, der Schneiden sinnvoll findet und voller Wut ist, ganz im Vordergrund. Vor allem, weil jetzt sofort etwas passieren muss, um nicht zu platzen. Aber jener Anteil von Ihnen, der weiß, dass Sie sich damit schaden und nicht lernen, besser mit der Situation umzugehen, landet ganz bei mir. Ich erinnere mich aber, dass Sie mir gestern selbst noch überzeugend dargelegt haben, wie froh Sie darüber waren, sich in letzter Zeit nicht mehr geschnitten zu haben.“*

Gegenübertragung für Interventionen nutzen

Wie wir schon gesehen haben, legt die TFP großen Wert darauf, das eigene Erleben für den therapeutischen Prozess zu nutzen. Dabei wird die Gegenübertragung nicht direkt und unmittelbar ausgesprochen („Jetzt ärgere ich mich sehr, dass sie mich gerade so angreifen“), sondern zunächst lediglich wahrgenommen und als wichtiges Signal bewertet. Erst wenn sie mit einer Hypothese verbunden werden kann, wird diese dem Patienten vermittelt.

Umgang mit der wahrgenommenen Gegenübertragung

Dies könnte dann z. B. so lauten: *„Ich habe bemerkt, dass ich eben immer ärgerlicher wurde, als ich Sie gar nicht mehr unterbrechen konnte und Sie einen Vorwurf an den anderen reihten. Vielleicht ist es ja so, dass es auch ganz erleichternd für Sie wäre, wenn ich hier heftig und unbeherrscht würde. Damit wäre dann Ihre Sicht von mir, dass ich froh sein müsse, wenn Sie hier von Station wieder weg wären, bestätigt.“*

Diese Haltung, einen Spannungszustand und eine Gegenübertragung zunächst in sich wirken zu lassen, zu reflektieren und dann im geeigneten Moment (quasi „therapist-centered“ verwandelt) mitzuteilen, entspricht der Haltung des „Containments“ (Bion). In dieser Haltung gibt der Therapeut Affekt und Wahrnehmung nicht unmittelbar zurück, sondern erst, wenn er dies selbst innerlich verarbeitet und „verdaut“ hat; so wird er den Patienten mit seiner Reaktion nicht überfordern, sondern dessen eigenes Denkvermögen anregen (vgl. Lohmer, 2013a).

Containment

Auf die Übertragungsebene fokussieren

Fokus auf die aktivierte Übertragung

Der Fokus auf die jeweils aktivierten Objektbeziehungsmuster und die eigene Gegenübertragung hilft dem Therapeuten: Auf die jeweils aktivierte Übertragung sollte möglichst immer dann fokussiert werden, wenn entsprechend der in Abschnitt 2.3.2.2 angeführten Rangliste kein selbst-, fremd- oder therapieschädigendes Verhalten vorliegt. Im therapeutischen Verständnis von TFP haben supportive Interventionen (Validierung des Selbsterlebens des Patienten, Benennung von Aufgaben und Stabilisierungsmöglichkeiten, Anerkennung, Ratschläge) einen wichtigen unterstützenden Charakter. Sie können aber auch unbewusst dazu führen, vor der Benennung jener kritischen Punkte zurückzuschrecken, die eine aversive Reaktion des Patienten hervorrufen könnte.

Die Fokussierung auf die Übertragungsebene hilft also dem Therapeuten, das entscheidende Medium der Veränderung im Blick zu behalten:
- die Modifizierung der inneren Objektbeziehungen,
- die Reduzierung der Spaltung und der frühen Abwehrmechanismen,
- das Verständnis über das Zusammenspiel der unterschiedlichen Anteile im Patienten.

Diese Perspektive gilt auch für Behandlungsteams.

Die drei Interventionsmöglichkeiten: Klärung, Konfrontation, Deutung

Bei der Fokussierung auf die Übertragungsebene werden drei Interventionen eingesetzt: Klärung, Konfrontation und Deutung.
1. *Klärung.* In der Klärung wird – analog zur Verhaltensanalyse in der Verhaltenstherapie – ein Zusammenhang mit dem Patienten konstruiert; es werden Geschehnisse und Gefühlszustände einander zugeordnet und notwendige Informationen eingeholt. Beispiel: *„Was genau ist passiert, als Sie gestern nicht rechtzeitig auf Station kamen? Wie haben Sie sich dabei gefühlt? Was ist dem vorausgegangen? Wie kam es zu dieser Entscheidung?“*
2. *Konfrontation.* In der Konfrontation, der wichtigsten Interventionsweise bei Borderline-Patienten, werden die beobachtbaren und erlebbaren Widersprüche des Patienten in einer taktvoll-interessierten Weise benannt und damit der bewussten Bearbeitung zugänglich gemacht. Beispiel: *„Wie erklären Sie sich den Widerspruch, dass Sie einerseits die Behandlung auf Station wünschen und andererseits wichtige Regeln, wie rechtzeitig wieder auf Station sein, kontinuierlich nicht befolgen?“*
3. *Deutung.* In der Deutung werden dem Patienten der unbewusste Sinngehalt und die Übertragungsbeziehung verdeutlicht. Hierfür werden die Informationen aus den Klärungen und Konfrontationen genutzt und Hypothesen bezüglich der vermuteten Bedeutung und Motive der Gedanken, Gefühle und Verhaltensweisen des Patienten formuliert. Ziel ist das Bearbeiten fehlangepasster Verhaltensweisen über ein tieferes Ver-

stehen und Zusammenbringen der widersprüchlichen, konflikthaften, abgespaltenen intrapsychischen Anteile mit dem aktuellen Verhalten des Patienten. Dies geschieht durch Einzel- und Gruppentherapeuten, die Deutung explizit als Interventionsweise nutzen.
Beispiel: *„Indem Sie einerseits hierbleiben wollen, andererseits aber andauernd gegen die Regeln verstoßen, bringen Sie mich dazu, entweder von Ihren destruktiven Seiten wegzuschauen und so zu tun, als ob diese keine Bedeutung hätte, oder in die Rolle eines Verfolgers zu geraten, der Sie wegen solcher ‚Lappalien' rausschmeißen könnte. Bemerken Sie, wie Sie Ihr eigenes inneres Dilemma zwischen Hierbleiben-Wollen und Einen-vorwurfsvollen-Abgang-Suchen so nach außen bringen, dass die anderen – in diesem Fall ich – zu den Akteuren werden, während Sie sich selbst als passiv erleben?"*

Ökonomisches Prinzip der Deutung

Die Deutung sollte klar, direkt sowie mit der nötigen Schnelligkeit und zum richtigen Zeitpunkt formuliert werden. Darüber hinaus sollten Deutungen nur dann erfolgen, wenn ausreichend Sicherheit und Überzeugung über die Treffsicherheit der Deutung gegeben sind. Dabei sind sie dann relevant, wenn sie sich auf den aktuell vorherrschenden Affekt in der Beziehung zwischen Patient und Team beziehen (ökonomisches Prinzip). Der dominierende Affekt gibt Hinweise über die Objektbeziehung, die aktuell in der Übertragung des Patienten vorherrscht. Der Therapeut sollte sich beim Deuten von der Oberfläche in die Tiefe und von der Abwehr über die Motivation zum Triebimpuls des Patienten vorarbeiten (dynamisches Prinzip). Deutungen sollten zudem auf die dominanten Objektbeziehungsdyaden fokussieren, die eine Abwehrfunktion erfüllen (strukturelles Prinzip). Ziel ist es hierbei, die dahinter abgewehrte tiefere Dyade, die mit einem Triebimpuls verknüpft ist, bewusst werden zu lassen. Es sollte immer eine Bearbeitungstiefe (Tiefe der Deutung) gewählt werden, die beim Patienten eine mehr als rein oberflächliche Zustimmung erzeugt, aber auch keinen zu starken intrapsychischen Widerstand hervorruft.

Dynamisches Prinzip der Deutung

Strukturelles Prinzip der Deutung

Tiefe der Deutung

Drei Ebenen der Deutungen

Deutungen können auf einer der folgenden drei Ebenen erfolgen:

- *1. Ebene – Deutung der primitiven Abwehrmechanismen:* Die Verwendung primitiver Abwehrmechanismen (omnipotente Kontrolle, projektive Identifizierung, Idealisierung, Entwertung, primitive Verleugnung, Spaltung) wird gedeutet, um den Patienten bei einer realistischeren Beurteilung seiner Selbst- und Objektrepräsentanzen zu unterstützen.
- *2. Ebene – Deutung der aktuell aktiven Objektbeziehung:* Der Patient wird durch die Deutung dabei unterstützt, zu erkennen und zu verstehen, dass sein Erleben einer Interaktion von der inneren Wahrnehmung geprägt ist.
- *3. Ebene – Deutung der abgewehrten Objektbeziehung:* Der Patient wird durch die Deutung dabei unterstützt, die Art der abgewehrten Objektbeziehung zu verstehen.

Klärung und Konfrontation dienen der Vorbereitung von Deutungen. Auch die TFP-Behandler arbeiten an der Verbesserung der Wahrnehmung und Aufmerksamkeit ihrer Patienten für internalisierte, widersprüchliche und konflikthafte Selbst- und Objektbeziehungsrepräsentanzen. Insbesondere die genaue und einfühlsame Klärungsphase dient dazu, sich in die innere Welt der Patienten hineinzuversetzen. In der Frühphase der Behandlung werden Deutungen zurückhaltender eingesetzt, können aber auch zu diesem Zeitpunkt hilfreich sein. In den einsichtsorientierten Deutungen, die neben der Beziehung selbst als wichtige Wirkfaktoren angesehen werden, unterscheidet sich die TFP von der Mentalisierungsbasierten Therapie (MBT; Bateman & Fonagy, 2014) und der strukturbezogenen Psychotherapie (nach Rudolf, 2013).

Unterschied der TFP zur Mentalisierungsbasierten und strukturbezogenen Therapie

Deutungen richten sich an den „erwachsenen" bzw. „gesunden" oder „entwicklungsorientierten" Teil des Patienten. Sie berücksichtigen möglichst alle Aspekte der aktuell dominanten sowie der aktuell abgewehrten Objektbeziehungsdyaden. Damit ist ein weiteres wichtiges Element der TFP angesprochen: Wenn wir über die verschiedenen, zumeist unreifen („kindlichen" bzw. „kindlich verbliebenen") Anteile des Patienten reden, adressieren wir zugleich immer den erwachsenen, beobachtenden Ich-Anteil im Patienten und signalisieren ihm somit, dass wir ihn kontinuierlich für zuständig und verantwortlich für sein Fühlen, Denken und Handeln halten („Indem Sie sich nicht entscheiden, entscheiden Sie, dass ich an Ihrer statt die Entscheidung treffen muss. Also können Sie sich gar nicht nicht entscheiden."). Wir adressieren damit auch die Ebene des Arbeitsbündnisses und stärken das „beobachtende" gegenüber dem „erlebenden" Ich. Dies entspricht einer konstruktiven „therapeutischen Ich-Spaltung" im Dienste der Integration. Damit vermeiden wir eine pathologische Regression, in der der Patient abhängig, ansprüchlich und kränker wird.

Adressierung „kindlicher" und „erwachsener" Anteile

Anmerkungen zum therapeutischen Vorgehen

- Zusammenfassend lässt sich festhalten, dass es die Aufgabe des Therapeuten ist, das Arbeitsbündnis zu pflegen, dem Patienten mit einer Haltung wohlwollenden Interesses zu begegnen und eigene Irritationen rasch für Interventionen zu nutzen.
- Die eigene Perspektive sollte ernst genommen werden. Gleichzeitig muss aber auch die Sichtweise des Patienten respektiert werden. Das Team muss dabei tolerieren und akzeptieren, dass zeitweise die jeweiligen Erlebnisweisen nicht zusammenpassen.
- Entsprechend ist es die Aufgabe des Patienten, die Auswirkungen seiner Erfahrungen auf das eigene Verhalten anzuerkennen und nicht regressiv in Hilflosigkeit, Schutzbedürfnis oder chronischer Angriffshaltung zu verharren.

- In diesem Zusammenhang ist zu betonen, dass die aggressiven Anteile sowohl vom Patienten als auch vom Therapeuten der Beachtung und aktiver Bearbeitung bedürfen, weil ansonsten nötige Fortschritte in der Beziehungsdynamik verhindert würden.

3 Indikation und Voraussetzungen für eine stationäre TFP-Behandlung

3.1 Indikation

Neben der TFP haben sich mehrere spezifische und evidenzbasierte Therapieverfahren zur Behandlung der BPS als wirksam erwiesen (Bateman et al., 2015; Sollberger et al., 2010; Stoffers-Winterling et. al., 2012; Storebø et al., 2020). Die verschiedenen Therapieansätze basieren auf unterschiedlichen ätiopathogenetischen Modellen, aus denen störungsspezifische Behandlungskonzepte abgeleitet wurden (Sollberger & Walter, 2010). Bis heute bleibt die Frage nach einer differenziellen Therapieindikation für die einzelnen spezialisierten Therapieverfahren jedoch ungeklärt (Agarwalla et al., 2013). Im Rahmen dieses Buches sind die Voraussetzungen für die stationäre Psychotherapie von besonderer Relevanz und sollen an dieser Stelle, abgeleitet aus Forschung und Praxis, deskriptiv dargestellt werden (für eine zusammenfassende Übersicht vgl. Tab. 1 am Ende dieses Abschnitts).

Grundlage für eine Indikationsstellung

Grundlage für eine Indikationsentscheidung ist eine professionelle Einschätzung der Lebenssituation, Behandlungsbedürftigkeit, Störungsschwere sowie der aktuellen äußeren und inneren Möglichkeiten eines Patienten zu einer Besserung seiner Psychopathologie (Puschner et al., 2004).

Es wird vorgeschlagen, die TFP für Patienten mit Persönlichkeitsstörungen auf einem höher wie auch niedriger strukturierten Borderline-Niveau einzusetzen, wobei sich die TFP insbesondere für Patienten aus dem B-Cluster der Persönlichkeitsstörungen (emotional instabil vom Borderline-Typ, Histrionische, Narzisstische, Impulsive und behandelbare Antisoziale Persönlichkeitsstörung) bewährt hat (Clarkin, Levy et al., 2007; Levy et al., 2006).

Kernberg und seine Arbeitsgruppe entwickelten die TFP ursprünglich für Patienten, die vor dem Hintergrund schwerer Ich-struktureller Einschränkungen weniger auf die Psychoanalyse ansprachen (Doering, 2016; Kernberg et al., 1993). Eine schwerwiegendere Ich-strukturelle Einschränkung wird dabei in Korrelation mit einer höheren Schwere der Persönlichkeitsstörung gesehen. Der Zusammenhang zwischen Strukturniveau und klinischem Schweregrad der BPS wurde im Rahmen einer multizentrischen randomisiert-kontrollierten Psychotherapiestudie untersucht (Hörz et al., 2010). Persönlichkeitsstörungen aus dem Cluster B korrelierten dabei hoch mit den Merkmalen Identität, Aggression und primitive Abwehr (Hörz et al., 2010). Die Ergebnisse entsprechen dem Theoriekonzept Kernbergs, der für die BPS, als Kern der BPO, die Identitätsdiffusion als zentrale strukturelle Einschränkung beschrieben hat.

Indikation für eine ambulante TFP

Vor diesem Hintergrund ist eine *ambulante TFP* bei folgenden Kriterien indiziert:

- schwere Identitätsstörung, die sich vor allem durch ausgeprägte Beziehungsschwierigkeiten, z. B. Beeinträchtigungen im Berufsleben, in Liebesbeziehungen und Partnerschaften, im Sexualleben sowie im sozialen „Funktionieren“ äußert,
- ausgeprägte, vorwiegend auf sich selbst gerichtete Aggression in Form von Suizidalität und selbstverletzendem Verhalten, insbesondere auch im Rahmen „toxischer Beziehungen“,
- primitive Abwehrformation, wie z. B. Projektion, Spaltung oder projektive Identifizierung.

Primär sollte die Behandlung von Patienten mit einer BPS ambulant erfolgen (siehe S3-Leitlinie Borderline-Persönlichkeitsstörung; DGPPN, in Vorb.). Im Rahmen der ambulanten TFP werden zur Sicherung des Behandlungsrahmens mündliche individuelle Vereinbarungen im Therapievertrag festgehalten, die entsprechend einer dynamischen Hierarchisierung alle Aspekte beinhalten, die eine ambulante Therapie gefährden können (Doering, 2016). Ist der Patient wiederholt nicht in der Lage, den therapeutischen Rahmen einzuhalten, wäre mit ihm zu diskutieren, ob eine Überweisung in ein teilstationäres oder vollstationäres Setting sinnvoll erscheint. Ein ambulantes und auch tagesklinisches Setting setzen letztlich eine verlässliche Absprachefähigkeit der Patienten voraus. So wäre z. B. bei schwerem Agieren oder nicht ausreichender Absprachefähigkeit die Indikation für ein vollstationäres Setting gegeben.

Indikation für eine stationäre TFP

Letztlich sind die Schwere der Symptomatik und die Ausprägung komorbider psychischer Störungen ausschlaggebend dafür, ob eine *stationäre Therapie* erforderlich ist, um die Störung zu verringern oder auch eine Verschlimmerung zu verhindern. Die Schwere der Störung kann über anhaltende Krankheitssymptome, eine häufige Inanspruchnahme des psychotherapeutischen, psychiatrischen oder psychosozialen Krankheitssystems, sowie auch über schwerwiegende negative Auswirkungen auf die psychosoziale Funktionsfähigkeit des Patienten definiert werden (DGPPN,

Komorbide psychische Störungen

2009). Komorbide psychische Störungen stellen kein Ausschlusskriterium für eine stationäre TFP-Behandlung dar. Im Gegenteil: die Behandlung mit dem Fokus auf der BPS führt in der Regel auch zu einer Verbesserung der komorbiden psychischen Störungen (Walter et al., 2016). Gleichzeitig muss hier einschränkend angemerkt werden, dass das Ausmaß komorbider Achse-I-Störungen (DSM-IV) genau untersucht und in der Behandlung entsprechend hierarchisiert werden sollte (DGPPN, 2009). Steht die komorbide Störung, wie z.B. schwere Substanzabhängigkeit oder ein zu niedriger Body-Mass-Index bei einer anorektischen Störung, so stark im Vordergrund, dass die Behandlung der Persönlichkeitsstörung massiv erschwert oder gar nicht möglich erscheint, ist die Behandlung der Achse-I-Störung zu priorisieren.

Allgemeine Kriterien für die Überleitung in ein vollstationäres Setting sind nach Häfner et al. (2001): Krisensituationen, Suizidgefahr, krisenhafte Steigerung von Angst- und Depressionszuständen, Zuspitzung der Symptomatik, internistische Gründe (z.B. Anorexie, Bulimie). In einigen Fällen stellt zudem die Herausnahme des Patienten aus dem belastenden Lebensumfeld eine Voraussetzung dar, damit überhaupt erst ein psychotherapeutischer Zugang möglich wird. Ist dies der Fall, ist eine Behandlung im stationären Setting zu empfehlen (Häfner et al., 2001).

Neben der Reduktion der Symptomatik fokussiert die stationäre TFP, im Unterschied zu Ansätzen auf allgemeinpsychiatrischen Stationen, vor allem auf die Arbeit an den verinnerlichten dysfunktionalen Objektbeziehungsmustern. Die Chance des stationären Behandlungssettings liegt darin, dass sich pathologische Beziehungsmuster häufig schneller erkennen und in den Beziehungen zum Team und zur Patientengemeinschaft bearbeiten lassen. Hierfür stellt die Motivation des Patienten zum Eingehen einer therapeutischen Beziehung im Verlauf der Behandlung – bei oft ungenügender Fähigkeit hierzu – eine Voraussetzung dar.

Herausforderungen an die Entwicklung einer therapeutischen Beziehung

Schweres antisoziales Verhalten stellt in Hinblick auf die Entwicklung einer therapeutischen Beziehung eine Herausforderung dar. Die Indikation für eine stationäre TFP sollte hier im Einzelfall abgewogen und eingeschätzt werden. Bei schwerer Delinquenz bedürfte es eines strukturierten Settings in kontrollierbarerem Rahmen. Darüber hinaus sollte der Patient ein gewisses Maß an Reflexionsvermögen, Introspektionsbereitschaft und -fähigkeit aufweisen. Neben einer hinreichenden Stabilität, zu der im Rahmen der TFP auch ein gewisses Maß an Konfliktfähigkeit gehört, muss der Patient ausreichend intelligent sein. Die Behandlung hochbegabter Patienten, die es gewohnt sind, auf höchstem Niveau zu intellektualisieren und zu rationalisieren, kann sich ebenso aufwändig und anspruchsvoll gestalten, da die Fokussierung auf Beziehungsaspekte und Emotionen im Rahmen der therapeutischen Beziehung häufig erschwert erscheint. Nicht selten und in der Regel verkomplizierend sind Behandlungen von Patienten, die selbst einen helfenden Beruf ausüben; hier muss zu Beginn und auch im Verlauf immer die Problematik der Rollenkonfusion beachtet und angesprochen werden.

Letztlich ist die Indikation auch vom Therapieziel abhängig. Die therapeutische Arbeit an pathologischen Beziehungsmustern, welche für Borderline-Patienten typisch sind, bedarf im Vergleich zur Reduktion von akut exazerbierter Symptomatik einer deutlich längeren Behandlungsdauer und sollte daher im Rahmen einer Langzeittherapie oder einer Intervallbehandlung erfolgen. Zudem bedarf die Behandlung einer komplexen und schwerwiegenden Strukturpathologie mit entsprechend komplexen Symptombildungen in der Regel eines komplexen kombinierten Behandlungsangebotes aus sprachlichen und nicht sprachlichen Therapieangeboten, wie z. B. die Kombination aus Einzel- und Gruppentherapie mit Ergotherapie und Konzentrativer Bewegungstherapie, welches ausschließlich im teilstationären oder auch vollstationären Setting angeboten wird (Puschner et al., 2004). Ziel einer jeden stationären Behandlung sollte sein, dass der Patient im Anschluss in der Lage ist, eine ambulante Therapie aufzunehmen und durchzuhalten.

Stationäre Krisenintervention

Wenn eine *stationäre Krisenintervention* notwendig erscheint, sollte sie außerhalb von stationären Spezialsettings so kurz wie möglich durchgeführt werden: in der Regel nur wenige Tage (siehe S3-Leitlinie Borderline-Persönlichkeitsstörung; DGPPN, in Vorb.). Die Behandlung muss nur sehr selten in geschlossenem Setting erfolgen (nicht mehr zu beherrschende Suizidalität). Typischerweise können sich Patienten mit BPS sehr rasch wieder stabilisieren. Während der stationären Krisenintervention sollte das Therapieangebot nicht überladen werden. Am wichtigsten sind stabilisierende Gespräche mit Einzeltherapeutin oder Bezugspflege. Bezüglich der Ausgangsregelung sollte versucht werden, mit dem Patienten ein Bündnis einzugehen und flexibel zu sein. In der Regel sind Borderline-Patienten absprachefähig, wenn eine Vereinbarung mit ihnen gemeinsam ausgehandelt und getroffen wurde und sie selbst dazu stehen. Es erscheint unter Umständen gut möglich, dass ein Patient suizidal aufgenommen wird und bereits nach einem Tag wieder entlassen werden kann oder nach einem halben Tag Ausgang im Areal hat. Die Beurteilung einer Gefährdung verlangt daher relativ viel Erfahrung. Idealerweise sollte die Behandlung auf freiwilliger Basis erfolgen.

Ziele einer Krisenintervention

Zielsetzung neben der psychopathologischen Stabilisierung durch ein beruhigendes Setting und Medikation ist es, unklare oder destabilisierend wirkende äußere Rahmenbedingungen zu identifizieren (beispielsweise, ob eine Patientin ihre ambulante Therapie fortsetzen oder ihre Wohnung behalten kann). Daher sollte mit dem relevanten Umfeld vonseiten der Behandler rasch Kontakt aufgenommen werden. Es erfordert gelegentlich eine größere Expertise im Umgang mit diesen Patienten hinsichtlich der Beurteilung, ob es sich um eine hochakute Suizidalität oder um eine suizidale Kommunikation handelt.

Tabelle 1: Indikation für eine stationäre TFP (hellgraue Spalte) in Abgrenzung zur Indikation für eine Krisenintervention sowie für ein teilstationäres und ambulantes TFP-Setting

Krisen- intervention	TFP vollstationär	TFP teilstationär	TFP ambulant
–	innere Konfusion einschließlich psychosenaher Symptome	–	–
–	geringes Maß an antisozialem Verhalten	–	–
–	ausgesprochen geringe Angst- toleranz	–	–
–	Herausnahme des Patienten aus belastendem Lebensumfeld	–	–
akute Suizidalität	Suizidalität (gewisses Maß an Absprache- fähigkeit)	Suizidalität (absprachefähig)	Suizidalität (absprachefähig)
Krisen- situation (akute Zuspitzung der Symp- tomatik)	hinreichende Stabilität: ausreichende Behandlungs- motivation und Commitment	hinreichende Stabilität: ausreichende Behandlungs- motivation und Commitment	Stabilität: Behandlungs- motivation und Commitment
schweres und impul- sives auto- destruktives Verhalten	schweres autodestruktives Verhalten	autodestruktives Verhalten	Patient ist in der Lage, Rahmen der ambulanten Therapie einzuhalten

Tabelle 1: Fortsetzung

Krisen-intervention	TFP vollstationär	TFP teilstationär	TFP ambulant
–	schwere Identitätsdiffusion: niedriges Niveau der BPO	Identitätsdiffusion: niedriges bis hohes Niveau der BPO	Identitätsdiffusion: niedriges bis hohes Niveau der BPO
–	primitive Abwehrformation	primitive Abwehrformation	primitive Abwehrformation
–	massive Einschränkungen in der Beziehungsfähigkeit	massive Einschränkungen in der Beziehungsfähigkeit	Einschränkungen in der Beziehungsfähigkeit
–	Komorbidität mit anderen Störungen	Komorbidität mit anderen Störungen	Komorbidität mit anderen Störungen
–	schwere dissoziative Symptome (einschließlich Dissoziative Identitätsstörung)	dissoziative Symptome	dissoziative Symptome
–	gewisses Maß an Reflexionsvermögen sowie Introspektionsbereitschaft und -fähigkeit	gewisses Maß an Reflexionsvermögen sowie Introspektionsbereitschaft und -fähigkeit	gewisses Maß an Reflexionsvermögen sowie Introspektionsbereitschaft und -fähigkeit
–	Motivation des Patienten zum Eingehen einer therapeutischen Beziehung; Versagen ambulanter Psychotherapien	Motivation des Patienten zum Eingehen einer therapeutischen Beziehung	Motivation des Patienten zum Eingehen einer therapeutischen Beziehung
–	ausreichende Intelligenz	ausreichende Intelligenz	ausreichende Intelligenz

3.2 Voraussetzungen für die Etablierung eines stationären TFP-Settings

Ein stationäres TFP-Setting kann auf Stationen in psychiatrischen wie auch psychosomatischen Krankenhäusern implementiert werden, die störungsspezifisch ausgerichtet sind bzw. eine spezialisierte, störungsspezifische Ausrichtung anstreben. Das psychotherapeutische Personal sollte sich zumindest in fortgeschrittener Ausbildung zum tiefenpsychologischen, analytischen oder verhaltenstherapeutischen Psychotherapeuten befinden und zudem in TFP geschult sein. Wünschenswert ist sicherlich eine abgeschlossene TFP-Weiterbildung des psychotherapeutischen Personals.

Voraussetzungen für ein stationäres TFP-Setting aufseiten des Teams

Zu dem Team einer Station mit TFP-Ausrichtung können Ärzte, Psychologen, Sozialarbeiter, Pflegekräfte sowie Spezialtherapeuten gehören. Hinsichtlich der fachlichen Kompetenz gilt für ein Team, das Borderline-Patienten behandelt, dass es nur so gut ist wie sein schwächstes Glied. Insbesondere bei spezifischen Therapien ist es wichtig, dass sich alle Teammitglieder eingebunden fühlen und konkrete Aufgabenfelder klar definiert und verteilt sind. Es sollte zudem angestrebt werden, dass alle Mitglieder im Team über mögliche Auswirkungen und Folgen von TFP-Interventionen aufgeklärt sind. Daher sind regelmäßige interne Schulungen bzw. Fortbildungen zu Grundlagen, Techniken und Strategien der TFP wichtig.

Eingebundenheit der Teammitglieder und klar definierte Aufgabenfelder

Ziel der stationären TFP ist es, den Patienten symptomatisch zu stabilisieren, ihn für eine ambulante Therapie zu motivieren und vorzubereiten und ihn mit dysfunktional wirksamen, inneren (unbewussten) und konflikthaften Objektbeziehungsthemen in Berührung zu bringen, die sich in den Übertragungsbeziehungen während des stationären Aufenthalts manifestieren.

Die Themen werden sowohl in der Einzeltherapie, der Kreativtherapie wie aber besonders auch in der intensiven Gruppentherapie (Dammann, 2012a; Mattke et al., 2007; Rösch & Grimmer, 2017) bearbeitet. Dabei wird das *multiple Rollenangebot* genutzt (Einzeltherapeut, pflegerische Bezugsperson, weitere Therapeuten und Mitpatienten). Die große Stärke der stationären Psychotherapie als Spezialsetting für Borderline-Patienten besteht in der Chance, in einem definierten Setting einen Lernprozess in Gang zu setzen, der bei massiven Beziehungsstörungen eine intensive Rückmeldung und Erprobung neuer Verhaltensweisen ermöglicht.

Besondere Chance des stationären Settings bei der Behandlung von schweren Persönlichkeitsstörungen

Aufgrund der Identitätsdiffusion der Borderline-Patienten, dem Überwiegen von primitiven Abwehrmechanismen sowie der Aktivierung nicht integrierter Objektbeziehungsmuster unter dem Stress einer Gruppensituation kommt es regelhaft zu einer Desintegration des psychischen Funktionierens der Patienten, was ja gleichzeitig erst eine Diagnose ihrer Psychopathologie und ihrer spezifischen Objektbeziehungsmuster erlaubt.

Spaltung als Abwehr-, Schutz- und Ordnungsakt

Daher ist es für ein therapeutisches Team wichtig, Spaltung nicht als eine „schlechte Angewohnheit" oder als etwas Intentionales zu sehen, sondern als einen Abwehr-, Schutz- und Ordnungsakt, der sich innerhalb einzelner Patienten und Patientengruppen ereignet (zur Funktion der Spaltung siehe auch Dulz, 2011). Aufgrund der mangelnden Integration dieser Impulse, aber auch der Momente von Liebe und Aggression wirken diese Muster ungleich stärker als bei neurotischen oder auch psychotischen Patienten. Das Setting der stationären Psychotherapie kann hier im Sinne eines Containment-Systems verstanden werden (vgl. Lohmer, 2013c). Jeweils ein übergeordnetes Subsystem hilft dabei dem nachgeordneten Subsystem, emotionales Erleben zu verarbeiten, zu verstehen und zu integrieren. Die einzelnen Therapeuten unterstützen so die Verarbeitungsfähigkeit des Patienten und der Patientengruppe; das Team hält, unterstützt und „contained" die einzelnen Therapeuten; die nächste Hierarchieebene der Oberärzte und des Chefarztes wiederum hält, reguliert und unterstützt das Team in dieser Funktion.

Containment im System der stationären TFP

Therapeutische Regression

Eine Besonderheit der stationären Therapie ist die (im Vergleich zur ambulanten Therapie) stärkere Möglichkeit der *therapeutischen Regression*, die genutzt werden sollte und von pathologischer Regression unterschieden werden muss.

Fazit: Ein gutes Borderline-Team spürt die Versuchung und Verführung, sich spalten zu lassen und sich zu spalten, kann dies aber rechtzeitig erkennen und gegensteuern. Belastete, nicht ausreichend unterstützte und geführte Teams mit zu wenig Erfahrung und keinem verbindlichen Konzept für alle Mitarbeiter wiederholen dagegen die angebotene Spaltung und können damit als Container für den emotionalen Aufruhr ihrer Patienten ausfallen.

Voraussetzungen für eine gelingende Containment-Funktion in der stationären TFP

- Bewusstheit für die Unausweichlichkeit dieser Spaltungsprozesse
- ein gemeinsam geteiltes therapeutisches Konzept, wie es die TFP anbietet
- Ermutigung zur offenen Untersuchung der Gegenübertragung
- Bereitschaft, sich gegenseitig Rückmeldung zu geben und zu konfrontieren

- Kommunikation und Zusammenhalt innerhalb des Teams, über alle Berufsgruppen hinweg
- Kommunikation zwischen Teammitgliedern und Patienten
- möglichst klare Zuständigkeiten (berufsgruppenübergreifend)
- wünschenswert wäre ein geteilter Wissensstand zu den Patienten über alle Teammitglieder hinweg
- angemessene und kompetente Fachkenntnisse über alle Teammitglieder
- eine gute interne und externe Supervision

So ist es einem Team möglich, offen und gleichzeitig stabil, durchlässig und gleichzeitig strukturiert zu sein.

Neben all dem müssen auch die jeweiligen Besonderheiten der Klinik bedacht werden – von Aufnahmemodalitäten über das Ausmaß von Spezialisierungen und der Homogenität der Patientengruppe der Behandlungsstation bis hin zur therapeutischen Ausrichtung der jeweiligen Klinikleitung.

Daraus resultiert aber auch, dass die TFP im stationären (und teilstationären) Rahmen an die Besonderheiten von heterogenen psychiatrischen Teams angepasst werden muss. Insofern wurde angestrebt, das TFP-Manual nicht nur unter Berücksichtigung der TFP-Theorie, sondern auch unter Berücksichtigung der Realitäten in Krankenhäusern zu konzipieren.

4 Ablauf und Phasen der stationären TFP-Behandlung

In Folgenden wird modellhaft der Ablauf einer ca. dreimonatigen Behandlung auf einer Psychotherapiestation mit dieser Patientengruppe beschrieben. Die stationäre Psychotherapie stellt eine vergleichsweise kurze Phase in einem länger andauernden ambulanten Behandlungsprozess einer Persönlichkeitsstörung dar.

Modellhafte Beschreibung einer dreimonatigen stationären TFP

Die Behandlung auf einer Psychotherapiestation für Persönlichkeitsstörungen kann von etwa zwölf Wochen bis zu maximal sechs Monaten dauern. Die stationäre Behandlung gliedert sich in mehrere Abschnitte (vgl. Abb. 5).

Um den mit einer stationären Behandlung einhergehenden und aus psychodynamischer Sicht teilweise auch erwünschten Regressionssog im Sinne einer pathologischen Regression zu begrenzen, wird das Entlassungsdatum oft bereits mit dem Eintrittstag festgelegt und dem Patienten kommuniziert. Dadurch ist die Therapie von Anfang an auf das Ende der stationären Behandlungsphase ausgerichtet.

Bedeutung des Entlassungsdatums und der zeitlichen Begrenzung

Wünschenswert wäre es, wenn eine Psychotherapiestation in der Lage ist, auch instabile und symptomatologisch „komplexe" Borderline-Patienten aufzunehmen und zu behandeln. Wenn die Psychotherapiestation hinsichtlich der Aufnahmevoraussetzungen zu hochschwellig ist, besteht die Gefahr, dass in einer Institution eine große Gruppe von Borderline-Patienten weiterhin auf Akutstationen behandelt wird. Längerdauernde Behandlungen von Borderline-Patienten sollten nicht auf allgemeinpsychiatrischen oder Akut-Stationen erfolgen, weil die Nachteile überwiegen.

Behandlungsphasen

Die Behandlung folgt folgenden Phasen (vgl. Abb. 5):

- Vorphase/Vorgespräch(e),
- (erweiterte) Diagnostikphase,
- Therapievereinbarungsphase,
- Anfangsphase inkl. Fokusbildung,
- Mittelphase,
- Abschiedsphase, evtl. Verlängerungsphase (fakultativ),
- Übergangsphase mit Überweisung in den ambulanten Bereich,
- Intervallbehandlung (fakultativ).

Aufnahme
Entlassung
Vorgespräch(e)
Diagnostik
Therapiefokus
Therapie-
vereinbarung
Einzeltherapie – Gruppen-
therapie – Bezugspflege –
Sozialpädagogische Arbeit –
Spezialtherapien –
Pharmakotherapie
Teilstationäres
oder
ambulantes
Setting
Vorphase
Anfangsphase:
ca. 2 Wochen
Mittelphase:
ca. 6 Wochen
Abschiedsphase:
ca. 4 Wochen
Übergangsphase

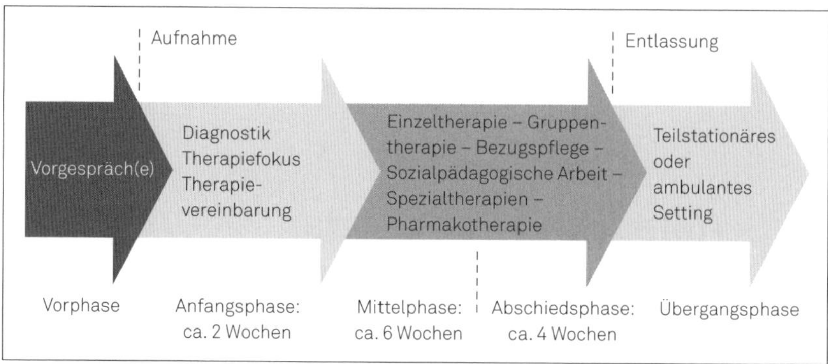

Abbildung 5: Phasen der stationären Behandlung am Beispiel einer dreimonatigen Behandlungsdauer

Die Übergänge der einzelnen Phasen einer stationären Behandlung sind weniger starr, sondern eher fließend zu verstehen; teilweise überlappen sich die Phasen (Anfangsphase, Diagnostik- und Therapievereinbarungsphase). Obwohl die einzelnen Therapiephasen aufeinander aufbauen, ist es häufig sinnvoll, einzelne Aspekte aus den späteren Behandlungsphasen bereits zu Beginn der Behandlung zu thematisieren, wie z.B. die ambulante Weiterbehandlung.

4.1 Vorphase

Ziel der Vorphase ist die Beurteilung, ob ein stationärer Aufenthalt für den Patienten sinnvoll erscheint, was Ergebnis einer gemeinsamen Kommunikation zwischen Patient, Zuweiser (wenn vorhanden) und Station sein sollte. Neben der (vorläufigen) Diagnosestellung sollten im Rahmen eines Vorgesprächs die Behandlungsmotivation, Mitarbeit und das Commitment des Patienten geprüft werden. Es geht dabei nicht zuletzt um die Frage, ob ein eigentlicher psychotherapeutischer Zugang gewählt werden kann oder eine (zunächst) eher stabilisierende, etwa sozialpsychiatrische Strategie notwendig ist. Gelegentlich – etwa, wenn der Patient sehr ambivalent ist oder sich das Behandlungsteam bezüglich der Indikation unsicher ist (etwa bei einem schizotypen Patienten) – kann eine Probephase vereinbart werden; auch hier ist es wichtig, dass die genaue Zeitdauer und die weiteren Schritte klar festgelegt sind und kommuniziert werden.

Indikationsprüfung in der Vorphase

Probephase

Übernahme eines Patienten in ein stationäres TFP-Setting

Grundsätzlich sollte die Übernahme eines Patienten auf die Station erfolgen, nachdem ein Vorgespräch und ein Besuch der Station erfolgt sind. Hierbei ist wichtig, dass die Station diese Termine zeitnah anbietet, damit nicht der Eindruck entsteht, dass das Angebot zu hochschwellig ist oder Patienten die Wartezeit auf Akutstationen überbrücken müssen. Zudem kann die Motivation der Patienten schwanken – nicht zuletzt, weil sie Angst vor der Therapie haben und ihnen vermeintliche Gründe für eine Rücknahme eines Aufnahmewunsches „gelegen" kommen.

Gleichzeitig sollte die Station – auch wenn der Druck von außen (etwa der Aufnahmestation) groß ist – auf Vorgespräch und Besichtigung der Station nicht verzichten, damit der Patient weiß, worauf er sich einlässt.

4.1.1 Ablauf einer Übernahme

Der Ablauf einer Übernahme könnte folgendermaßen stattfinden: Der Oberarzt der Akutstation ruft die therapeutische Leitung der Psychotherapiestation an und stellt ihm telefonisch einen Patienten kurz vor. Die therapeutische Leitung (Oberarzt bzw. Leitender Psychologe) sucht zeitnah einen Termin für das Indikationsgespräch und organisiert – ebenfalls zeitnah – einen Termin für eine Besichtigung auf der Station.

Üblicherweise sollten die therapeutische Leitung bzw. der Oberarzt der Psychotherapiestation und Pflegemitarbeiter das Gespräch gemeinsam führen; aus organisatorischen Gründen kann es die Variante geben, das Gespräch mit dem Patienten getrennt zu führen, wonach dann die Informationen zusammengefügt werden müssen. Idealerweise – aber im Stationsalltag nicht immer zu verwirklichen – sollte die Pflegeperson, die das Aufnahmegespräch durchführt und die Station zeigt, später die pflegerische Bezugsperson des jeweiligen Patienten sein. In den Vorgesprächen, die z. B. von der pflegerischen Stationsleitung durchgeführt werden können, hat der Patient auch die Möglichkeit, individuelle Anliegen anzubringen – beispielsweise, ob es mit der Therapie vereinbar ist, wenn ein Berufspraktikum oder eine universitäre Prüfung in der Zeit des geplanten Aufenthalts geplant ist.

Gelegentlich müssen andere Patienten vorgezogen werden, was dann dazu führen kann, dass ein Patient auf der Warteliste nach hinten rückt; dies stellt für den Patienten eine Belastung dar, die nicht wiederholt werden sollte und ihm gegenüber begründet werden muss. Im Team sollte aber auch geprüft werden, ob das Hinauszögern einer Aufnahme nicht aus einer (unbewussten) Ablehnung eben dieses Patienten resultiert.

Umgang mit der Ablehnung eines Patienten

Wenn Patienten nicht aufgenommen werden, ist es wichtig, ihnen die Gründe genau zu erläutern, eine konstruktiv-wohlwollende Haltung dem Patienten gegenüber aufrechtzuerhalten und z. B. ein alternatives, besser geeignetes Setting vorzuschlagen. Gegebenenfalls kann dem Patienten angeboten werden, dass die Aufnahme zu einem späteren Zeitpunkt erfolgen könnte (beispielsweise nach einer suchtspezifischen Vorbehandlung). Dies gilt auch für die (seltenen) Fälle, in denen eine Behandlung abgebrochen werden muss.

4.1.2 Der Aufnahmetag

Am Aufnahmetag wird entschieden, welches Zimmer der Patient erhält bzw. (wenn es nicht nur Einzelzimmer gibt) mit wem er das Zimmer teilen wird. Vorzugsweise sollte dem Patienten nach der Aufnahme mitgeteilt werden, wer für ihn als Einzeltherapeut und wer als Pflegekraft primär zuständig sein wird.

Flexible Settingbedingungen

Nur bei Teams, die über große Erfahrung verfügen, sollten zusätzlich zu den formalen Bedingungen, die für „Standardpatienten" (die also etwa drei Monate behandelt werden) gelten, andere Settingbedingungen ermöglicht oder vorgeschlagen werden, etwa eine von vorneherein kürzere Behandlung, weil ein Patient anschließend eine lange vereinbarte Auslandsreise antritt, oder dass jemand als Tagespatient aufgenommen wird, der zu Hause schläft. Oft haben diese Patienten auf der Station jedoch einen Sonderstatus, den es zu vermeiden gilt.

Kontaktaufnahme zum ambulanten Therapeuten

Zu Beginn der Behandlung sollte eine Kontaktaufnahme mit dem ambulanten Therapeuten des Patienten erfolgen (zumeist als telefonischer Kontakt). Die Kontaktaufnahme mit dem ambulanten Therapeuten sollte als Teil des Therapievertrages eine Rahmenbedingung für die stationäre Behandlung darstellen. Dabei ist eine schriftliche Schweigepflichtsentbindung notwendig. Der Wert des Einbezugs bzw. die angemessene Information von Vor- bzw. Nachbehandler wird oft unterschätzt.

4.2 Diagnostikphase

4.2.1 Allgemeine Aspekte

Vertiefte Diagnostik

Die geplante Aufnahme eines Patienten zur stationären TFP erfolgt nur mit entsprechenden Diagnosen aus Vorbehandlungen bzw. aus den ambulanten Vorgesprächen. Trotzdem ist die Durchführung einer vertieften Diagnostik durch speziell geschulte Ärzte oder Psychologen dringend zu empfehlen, da eine erfolgreiche stationäre Therapie auf einer detaillierten Diagnostik basiert und eine spezifische Anpassung der Behandlung ermöglicht (Spitzer et al., 2008; Watzke et al., 2008). Aus psychodynamischer

Sicht ist es für die Prognose insbesondere relevant, wie frühere Therapieversuche verliefen, ob eine Person nach einem von ihr angerichteten Schaden Versuche der Wiedergutmachung unternimmt und ob sie vertrauensvolle Beziehungen sucht oder diese (etwa als Ausdruck von Schwäche) ablehnt.

Bestandteile der Diagnostik

Die Diagnostik von Persönlichkeitsstörungen sollte folgende Aspekte umfassen:

- Phänomenologie (Psychopathologie),
- relevante Komorbidität (etwa Abhängigkeitserkrankungen, Depression, Essstörungen),
- Anamnese, insbesondere auch Suizidalität bzw. Suizidversuche,
- Biografie,
- Vortherapien, insbesondere die Gründe für Erfolg oder Scheitern,
- Strukturniveau,
- soziales Funktionsniveau (Ausbildung, Arbeit, Schulden etc.).

Wünschenswert wäre die diagnostische Erfassung der Persönlichkeitsstörungen mithilfe standardisierter klinischer Interviews auf Basis aktueller Klassifikationssysteme (ICD-10/ICD-11 oder DSM-5) durchzuführen, z. B. mittels des *Strukturierten Klinischen Interviews für DSM-5 – Persönlichkeitsstörungen* (SCID-5-PD; Beesdo-Baum, Zaudig & Wittchen, 2019).

4.2.2 Strukturdiagnostik

Insbesondere die Diagnostik des Strukturniveaus ist für die Behandlungsplanung von fundamentaler Bedeutung und kann mittels folgender Verfahren erfolgen:

- Operationalisierte Psychodynamische Diagnostik (OPD-2; Arbeitskreis OPD, 2014),
- Strukturelles Interview (Kernberg, 1981),
- Strukturiertes Interview zur Persönlichkeitsorganisation (STIPO-R; Clarkin et al., 2016).

Es gibt Patienten, die symptomatologisch relativ wenig Auffälligkeiten zeigen und auf den ersten Blick recht stabil erscheinen. Trotzdem können sie strukturell besonders schwer gestört sein. Die Diagnose einer spezifischen Persönlichkeitsstörung im Sinne von ICD-10/DSM-5 kann und sollte man allerdings erst dann stellen, wenn die zugehörigen Kriterien auch erfüllt sind.

Bedeutung der Strukturdiagnostik

Da sich das Strukturniveau eines Patienten direkt auf den Verlauf der Behandlung auswirkt, stellt die Strukturdiagnostik wesentliche Informationen für die Behandlungsplanung zur Verfügung. Entsprechend dem Strukturniveau werden unterschiedliche Behandlungsschwerpunkte gesetzt. So kann es z. B. in einem Fall darum gehen, ein erstes Krankheitsverständnis zu erarbeiten, und in einem anderen, Symptomexzesse oder selbst- und therapiegefährdendes Verhalten zu begrenzen.

An dieser Stelle soll ein kleiner Einblick in zwei für die TFP besonders relevante diagnostische Interviews – das Strukturelle Interview (Kernberg, 1981) und das Strukturierte Interview zur Persönlichkeitsorganisation (STIPO-R; Clarkin et al., 2016) – gegeben werden. Ein ausführlicher Überblick über Verfahren der Strukturdiagnostik ist in Doering und Hörz (2012) zu finden, welcher auch als Grundlage für die folgende Darstellung diente.

4.2.2.1 Strukturelles Interview

Fokus des strukturellen Interviews

Das Strukturelle Interview wurde vor dem Hintergrund der Objektbeziehungstheorie nach Kernberg sowie seines Konzeptes der Persönlichkeitsorganisation konzipiert. Es fokussiert neben der Erfassung der deskriptiven Psychopathologie und Psychodynamik auf die Diagnostik der psychischen Struktur mittels eines dynamischen Vorgehens in Form zyklischer Fragen zu zentralen Konflikten, Abwehr, Identitätsaspekten, sozialer Realitätsprüfung sowie intrapsychischen Konflikten. Insbesondere die Art und Weise, wie der Patient auf die Fragestellungen reagiert, gibt Aufschluss über seine psychische Struktur. Das Strukturelle Interview ist in drei Phasen und fünf Abschnitte aufgeteilt (Doering & Hörz, 2012; vgl. Tab. 2).

Tabelle 2: Aufbau des Strukturellen Interviews (Kernberg, 1981)

Phase	Abschnitt	Thema
Anfangsphase	1. Abschnitt	aktuelle Symptomatik und Motivation für Therapie
Mittlere Phase	2. Abschnitt	Persönlichkeit und Funktionsniveau (aktuelle Lebenssituation, Engagement und zwischenmenschliche Beziehungen in Ausbildung, Arbeit, Beruf, Kreativität, Liebe, Sexualität)
	3. Abschnitt	Selbst- und Fremdkonzepte, Identität und Identitätsdiffusion
	4. Abschnitt	Realitätsprüfung
Abschlussphase	5. Abschnitt	Lebensgeschichte im Zusammenhang mit aktuellen Schwierigkeiten

In Hinblick auf psychometrische Eigenschaften wurde die Inter-Rater-Reliabilität des Strukturellen Interviews im Rahmen von insgesamt vier Studien (Armelius et al., 1990; Derksen et al., 1994; Ingenhoven et al., 2009; Kullgren, 1987) untersucht und als akzeptabel (κ=0.4–0.6) bis gut (κ=0.6–0.8) bewertet (Doering & Hörz, 2012). Die Übereinstimmungsvalidität mit diagnostischen Instrumenten zur Erfassung von Persönlichkeitsstörungen wurde in sieben Studien überprüft (Armelius et al., 1990; Bauer et al., 1980; Blumenthal et al., 1982; Carr et al., 1979; Kernberg et al., 1981; Koenigsberg et al., 1983; Kullgren, 1987; Lewis & Harder, 1991; Nelson et al., 1985; Sandell, 1989) und zusammenfassend als mäßig bis mittelgradig bewertet (Doering & Hörz, 2012).

Psychometrische Eigenschaften des Strukturellen Interviews

4.2.2.2 Strukturiertes Interview zur Persönlichkeitsorganisation (STIPO)

Das STIPO (Clarkin, Caligor et al., 2007) bzw. STIPO-R (Clarkin et al., 2016) ist ein halbstrukturiertes Interview, welches konzeptionell auf Kernbergs Theorie zur Persönlichkeitsorganisation basiert und als Weiterentwicklung des Strukturellen Interview mit strukturierten Fragen und Operationalisierungen betrachtet werden kann (Hörz et al., 2010). Anhand von 100 Items werden sieben Dimensionen und acht Subdimensionen untersucht, welchen den Dimensionen im Strukturellen Interview entsprechen (Doering & Hörz, 2012).

Weiterentwickung des Strukturellen Interviews

Entsprechend der Ausprägungen der sieben Dimensionen, die anhand eines 5-stufigen Ratings eingeschätzt werden, erfolgt die Gesamteinschätzung der Persönlichkeitsorganisation auf insgesamt sechs Niveaus, die von „Normal“ über „Neurotisch 1“, „Neurotisch 2“ bis zu „Borderline 1“, „Borderline 2“ und „Borderline 3“ reicht (Doering & Hörz, 2012; Hörz et al., 2010).

Die psychometrischen Eigenschaften des STIPO wurden in einer Studie von Stern et al. (2010) untersucht und weisen auf eine gute interne Konsistenz mit einem mittleren α-Koeffizienten von 0.83 und einer Inter-Rater-Reliabilität von 0.84 bis 0.97 hin (siehe auch Doering et al., 2013). Ergebnisse einer hierarchischen multiplen Regressionsanalyse weisen zudem auf eine gute diskriminante Validität des STIPO hin (Stern et al., 2010). Das STIPO-R (Clarkin et al., 2016) wird derzeit validiert.

Psychometrische Eigenschaften des STIPO

Im Vergleich beider Verfahren eignet sich das Strukturelle Interview aufgrund seines freien Vorgehens eher für den erfahrenen Praktiker, wohingegen das STIPO durch das vorgegebene und strukturierte Vorgehen mehr Sicherheit und Orientierung für den Interviewer bietet, was letztendlich auch zu einem reliableren diagnostischen Ergebnis führen kann (Doering

& Hörz, 2012). Beide Interviews ermöglichen eine dimensionale Schweregradeinschätzung der Persönlichkeitspathologie, die eine differenziertere Behandlungsplanung ermöglicht; allerdings bietet das offenere Strukturelle Interview einen noch intensiveren Eindruck der Übertragungsbereitschaften des Patienten.

4.3 Therapievereinbarungsphase

Therapievereinbarung zur Festigung des Behandlungsrahmens

Zur Festigung des Behandlungsrahmens wird entsprechend der ambulanten TFP vor Beginn der therapeutischen Arbeit eine Therapievereinbarung mit dem Patienten getroffen. Dabei wird vorzugsweise von einer Therapievereinbarung statt einem Therapievertrag gesprochen, da es sich nicht um (juristisch) einklagbare Verträge handelt. Hierbei wird sich an dem englischen Begriff „contract" orientiert, der auch mit dem Begriff „Vereinbarung" übersetzt werden kann.

Ziel der Therapievereinbarung

Inhaltlich besteht die Therapievereinbarung zum einen aus allgemeinen sowie individualisierten Vereinbarungspunkten, die entsprechend dem ambulanten Behandlungssetting Grenzen und Verantwortlichkeiten dort festsetzen, wo destruktives Verhalten das Leben des Patienten oder die Fortsetzung der Therapie gefährdet.

Da gemäß dem psychodynamischen Krankheitskonzept der Persönlichkeitsstörung im Laufe einer Behandlung mit der Reaktivierung destruktiver Selbstanteile gerechnet wird und die strukturelle Problematik des Patienten nur bearbeitet werden kann, wenn sie im Rahmen von im Hier-und-Jetzt reaktivierten Beziehungsdyaden auftritt, ist es nicht das Ziel einer Therapievereinbarung, dysfunktionales Verhalten grundsätzlich zu verhindern. Mit dem Erarbeiten einer Therapievereinbarung wird vielmehr versucht, den Rahmen der Behandlung zu sichern und drohendes destruktives Agieren zu begrenzen. Um eine beidseitige Verbindlichkeit zu erreichen, wird kein vorgefertigter Therapievertrag genutzt, sondern die Vereinbarungen werden in einem Gespräch zwischen Patient und Therapeuten getroffen. Dabei sollte die Therapievereinbarung weder zu starr noch zu beliebig formuliert sein. Psychodynamisch entspricht eine übertriebene Rigidität und Strenge (auch wenn z. B. von Patient oder Team gefordert) einer Art „Über-Ich-Pathologie" („Diktatur"), was wiederum für das Gegenteil (keine konsistenten Regeln und Grenzen) ebenfalls gilt („Chaos" als Ausdruck eines zu schwachen Über-Ichs). Darüber hinaus sollte bei der Therapievereinbarung darauf geachtet werden, dass der Patient auf tragfähige Weise und nicht nur scheinbar einwilligt.

4.3.1 Allgemeine Vereinbarungen

Inhaltlich orientiert sich die Therapievereinbarung an den Grundlagen der ambulanten TFP für Borderline-Patienten (vgl. Yeomans et al., 2017). Zu den allgemeinen Vereinbarungspunkten gehören aufseiten des Patienten das regelmäßige und pünktliche Wahrnehmen von Therapiesitzungen, zu denen die Einzeltherapie, Gruppentherapien, die Arbeit mit der Bezugspflege sowie Spezialtherapien gehören können. Ist der Patient mal nicht in der Lage, einen Termin wahrzunehmen, ist er dazu verpflichtet, sich bei den entsprechenden Therapeuten bzw. bei der Pflege persönlich abzumelden. Eine regelmäßige Teilnahme an den Therapien ist jedoch eine wesentliche Grundlage für eine therapeutische Zusammenarbeit. Ist diese Grundlage nicht gegeben, kann dies darauf hindeuten, dass die Behandlung zu dem Zeitpunkt nicht fortgesetzt werden kann, was schließlich zu einer Entlassung des Patienten führen könnte. Solche Entscheidungen sollten stets gemeinsam im Team getroffen werden.

Verantwortlichkeiten aufseiten des Patienten

Des Weiteren gehört es zu der Verantwortung des Patienten, Gefühle und Gedanken möglichst unzensiert darzustellen und aktiv an der Therapie mitzuarbeiten, indem er sich darum bemüht, über die Beiträge der Therapeuten und der Pflege sowie über die eigenen Beiträge und das eigene Verhalten nachzudenken.

Verantwortlichkeiten aufseiten des Teams

Aufseiten der Therapeuten und des Pflegepersonals gehört es zu den Verantwortlichkeiten, den Patienten durch gemeinsame Gespräche im Einzel- und Gruppensetting dabei zu unterstützen, sich selbst besser zu verstehen. Hierfür ist es unerlässlich, dass sich die Therapeuten und das Pflegepersonal in den Sitzungen bzw. bei den Terminen auf das Gesagte des Patienten, sein Verhalten und die eigene Gegenübertragung konzentrieren.

Ebenso wie der Patient ist auch das Team dazu verpflichtet, Termine regelmäßig und pünktlich wahrzunehmen. Der Patient muss darüber informiert werden, wie er davon erfährt, falls Termine ausfallen oder verlegt werden. Zudem wird mit dem Patienten besprochen, in welcher Frequenz Sitzungstermine des jeweiligen therapeutischen Angebots stattfinden. Ein spezifischer Aspekt der stationären Behandlung ist die hohe zeitliche Präsenz und Ansprechbarkeit des Pflegepersonals sowie die höhere Verfügbarkeit des therapeutischen und ärztlichen Personals. Mit dem Patienten sollte klar besprochen werden, ob und unter welchen Bedingungen z. B. therapeutische Kurzkontakte außerhalb der regulären Sitzungstermine stattfinden können. Die Gestaltung dieser Vereinbarung kann sich je nach Beziehungsdynamik sowie Schweregrad der Pathologie unterscheiden. So kann es z. B. sinnvoll sein, bei einem schwer suizidalen Patienten über einen begrenzten Zeitraum Krisenkontakte zusätzlich zu den Einzelsitzungen anzubieten oder bei einem Patienten mit häufigen konflikthaften Verstrickungen zusätzlich zu Einzel- und Gruppensitzungen therapeutisch gestützte Konfliktklärungsgespräche durchzuführen. Auch die Gestaltung der Kontaktaufnahme zum Pflegeteam kann variieren und z.B. selbstverantwortlich dem Patienten überlassen oder aber unterstützend und strukturierend über regelmäßige Dienstzimmerkontakte geregelt werden.

Zudem sind die Therapeuten und das Pflegepersonal dem Patienten gegenüber zur Schweigepflicht bezüglich der anderen Patienten verpflichtet. Insbesondere im stationären Setting ist darauf zu achten, dass es trotz der raschen, tiefen und unmittelbaren Beziehungsaufnahme von Borderline-Patienten keine „exklusiven" therapeutischen Beziehungen mit Schweigeverpflichtung und Fokussierung auf die Zweierbeziehung geben sollte, sondern dass entgegen der Spaltungsmechanismen die einzelnen Perspektiven im Team zusammengetragen werden.

4.3.2 Individualisierte Vereinbarungen

Neben den allgemeinen Therapievereinbarungen, die für alle verpflichtend sind, werden individualisierte Vereinbarungen mit dem Patienten getroffen, die Widerstände gegen eine explorative Arbeit reduzieren sollen. Indem Therapiegefährdungen durch spezifische Vereinbarungen begrenzt werden, wird gleichzeitig die Fortsetzung der stationären Behandlung gesichert. Zu den Widerständen und Gefährdungen einer Behandlung gehören (vgl. Yeomans et al., 2017):

Widerstände aufseiten des Patienten

- suizidale und gravierende selbstdestruktive Verhaltensweisen,
- Mordimpulse oder -versuche einschließlich Bedrohung der Therapeuten oder von Mitpatienten,
- Lügen oder Verschweigen von Informationen,
- Substanzabhängigkeit und Substanzmissbrauch,
- essgestörtes Verhalten,
- mäßig selbstdestruktive Verhaltensweisen (Ritzen im Gegensatz zu Schneiden),
- unregelmäßiges Erscheinen zu den Sitzungen,
- Versuche, in das Leben des Personals einzudringen,
- Umstände provozieren, die die Bezahlung der Behandlung unmöglich machen (z.B. ungeklärtes Krankenversicherungsverhältnis),
- Schaffung von Problemen außerhalb der Therapie, die eine Fortführung der Behandlung erschweren,
- Festhalten an einer chronisch passiven Lebensweise, die den sekundären Krankheitsgewinn steigert.

Im Folgenden soll auf ausgewählte Punkte der individualisierten Vereinbarungen kurz eingegangen werden.

4.3.2.1 Suizidale Verhaltensweisen

Neben akuten Formen der Suizidalität etwa im Rahmen von Krisen und Anpassungsstörungen kann es bei Borderline-Patienten auch zu Suizidalität bei einer Major Depression (mit den typischen Symptomen wie Anhedonie, Niedergestimmtheit und Hoffnungslosigkeit) kommen. In diesen Fällen sollte die akute Suizidalität nach den Regeln von Krisenintervention und Allgemeinpsychiatrie behandelt werden. Manchmal bedarf es dann einer kurzzeitigen Behandlung auf einer Akutstation, obschon dies in vielen Fällen nicht zwingend notwendig erscheint.

Chronische Suizidalität

Komplizierter sind die Fälle, bei denen eine chronische Suizidalität, etwa auch mit zahlreichen Suizidversuchen in der Vergangenheit, vorliegt. In diesen Fällen muss nicht unbedingt ein depressives, niedergestimmtes Syndrom vorliegen. Die chronische Suizidalität findet sich insbesondere bei Patienten mit narzisstischen Störungen (Dammann & Gerisch, 2005), aber auch bei Borderline-Patienten (Dammann, 2007).

In diesen Fällen ist die chronische Suizidalität nicht Ausdruck einer krisenhaften Instabilität, sondern dient paradoxerweise der Stabilisierung. Es muss die paradoxe Funktionalität der chronischen Suizidalität verstanden werden, die den Patienten vor einem noch schlimmeren, nämlich dem inneren Tod schützt. In diesen Fällen erscheint es daher notwendig, die intrapsychische Funktionalität und Dynamik der chronischen Suizidalität prioritär in den Fokus zu rücken - auch wenn andere Punkte mit stärkerem Druck vorgetragen werden.

Meistens ist die Verlegung eines Patienten Folge rein kustodialen Verhaltens, was ein anschließendes beziehungsorientiertes psychotherapeutisches Vorgehen erschwert oder gar verhindert. Wenn eine Absprachefähigkeit tatsächlich nicht gegeben ist und die therapeutischen Beziehungen also nicht ausreichend tragfähig sind, erfolgt notgedrungen eine Verlegung für die kürzestmögliche Zeit.

Bei der Abwägung zwischen Sicherheit und Therapie spielt die Haltung des bzw. der Vorgesetzten (in der Regel der Chefarzt) eine bedeutsame Rolle. Ist dieser eher ängstlich, werden die Mitarbeiter auf Sicherheit setzen, auch wenn dies dem Patienten womöglich gar nicht nützt. Hat der Chefarzt eine höhere Expertise und Erfahrung in der Behandlung von Borderline-Patienten, wird das Team einen größeren Spielraum nutzen können. Das kommt den Patienten und dem Verlauf ihrer Störungen zugute. Gegebenenfalls sind - auch aus forensischen Gründen - engmaschige Kontrollen erforderlich.

Schwierig kann eine solche Situation für einen diensthabenden Arzt sein, der den Patienten (bzw. Borderline-Patienten allgemein) nicht oder nicht gut genug kennt. Hier gilt natürlich, dass die Sicherheit des Patienten Vorrang vor Erhalt des psychotherapeutischen Settings hat.

Untersuchung, ob akute Suizidalität vorliegt

Vor allem muss untersucht werden, ob eine akute Suizidalität auch wirklich vorliegt. Zu unterscheiden sind:

- Akute Suizidalität: Hierfür gelten die vorstehenden Überlegungen.
- Latente bzw. chronische Suizidalität: Zu klären wären die Gründe für diese Art der Suizidalität (z.B. Schutz vor Überforderung, Agieren, Selbstwertproblematik). Reine Sicherungsmaßnahmen sind in der Regel nicht nötig.
- Parasuizidalität: Derartige Handlungen sind in der Therapie hinsichtlich ihrer psychodynamischen Bedeutung, aber auch ihrer realen Risiken zu bearbeiten. Dies gilt auch für (provokatives) suizidales Agieren.

Umgang mit konkreten Situationen

Äußerungen wie „Ich will nicht mehr leben" sind keine suizidalen Äußerungen. Wir hinterfragen allerdings diese Äußerungen („Wollen Sie nicht mehr leben, weil Sie Ihr Elend nicht mehr aushalten, oder wollen Sie sich aktiv vom Leben zum Tode befördern?"). In der Regel sind Patienten sehr ehrlich, was das Unterscheiden von Suizidalität und Agieren natürlich erleichtert. Wenn es während der stationären Behandlung zu schweren Suizidversuchen kommt, wird der Patient in der Regel entlassen und erhält bei Entlassung ein Wiederaufnahmeangebot („Wenn Sie doch Therapie machen wollen, was voraussetzt, dass Sie leben wollen.").

Besonders schwierig sind Situationen, in denen der Patient das Team belogen hat, indem er Suizidalität verschwiegen oder auf der Station verordnete Medikamente in (pseudo)suizidaler Absicht eingenommen hat. Auch hier wird der Patient entlassen, ebenfalls mit einem Wiederaufnahmeangebot.

Die Kenntnis, dass ein Patient zu Hause Medikamente in größeren Mengen gehortet hat, erfordert einen subtilen Umgang mit der Situation. Einerseits kann diese „Reserve" Suizidalität reduzieren („Ich kann ja jederzeit, wenn ich wollte"), indem der Patient hierdurch das Gefühl einer stabilisierenden (Pseudo-)Autonomie hat; in solchen Fällen fordern wir nicht die Herausgabe der Medikation (was wir in der Dokumentation genau begründen – wir dürfen uns irren, müssen aber vorher relevante Überlegungen angestellt haben). Andererseits gibt es Patienten, bei denen wir in dieser „Reserve" eine Risikoerhöhung sehen wie bei jenen, die sehr leicht zu triggern sind – etwa durch suizidale Äußerungen anderer Patienten oder auch bei psychotherapeutischer Bearbeitung belastender Themen; in derartigen Fällen setzen wir eine Herausgabe voraus, um mit der Psychotherapie fortfahren zu können.

Generell ist die Wirksamkeit eines *Antisuizidpaktes* bestenfalls minimal, wenn dies nicht in eine gute therapeutische Beziehung eingebettet ist. Keinesfalls ersetzt ein solcher Pakt eine gute therapeutische Beziehung. Im Gegenteil: Ein Pakt ohne therapeutisch stabiles Fundament wird als repressiv erlebt und kann genau zu dem führen, was er eigentlich verhindern soll – zu einem Suizid. Individuell ausgehandelte Vereinbarungen, wie sie in der TFP zum Abstecken des therapeutischen Rahmens und zum Ausbilden einer stabilen therapeutischen Beziehung üblich sind, können jedoch sehr hilfreich sein – etwa, wenn auf diese Weise dem Patienten ohne eine „direkte" und zu große Nähe vermittelt wird, dass das Schicksal des Patienten dem Therapeuten nicht egal ist, so wie er es in der Beziehung der Eltern zu ihm erlebt hat.

4.3.2.2 Umgang mit Suchtmitteln

Hohe Komorbidität der Borderline-Störung mit Sucht-erkrankungen

Borderline-Patienten haben eine hohe Komorbidität mit Suchterkrankungen und weisen häufig ein polytoxikomanes Verhalten auf. Eine genaue Suchtanamnese zu Beginn der Therapie als Teil der Diagnostik ist deswegen von großer Bedeutung. Schon in den Vorgesprächen sollte mit dem Patienten vereinbart werden, dass eine ernsthafte Abstinenz von Suchtmitteln wie Drogen, Alkohol, Medikamenten essenziell ist. Strittig ist die Frage, wie mit Rauchen umgegangen werden soll. Einige Kliniken sehen ein generelles Rauchverbot vor, andere erlauben das Rauchen, da es ihnen als eine Überforderung erscheint, Patienten, die nicht selbst dazu motiviert sind, zu einem Nikotinentzug zu zwingen und diesen glaubhaft zu überwachen (das ist besonders pikant, wenn die Patienten wissen, dass Teammitglieder selbst rauchen). Patienten, die von sich aus einen Nikotinentzug wollen, werden allerdings darin unterstützt.

Umgang mit Rückfällen

Auch wenn es keine kontinuierliche massive Sucht gibt, greifen Borderline-Patienten häufig zu Suchtmitteln, um situativ ihr Gefühlsleben und Spannungszustände zu beeinflussen. Der Substanzmissbrauch muss folglich als Symptom, so wie z. B. auch Schneiden, Essstörungen und parasuizidale Handlungen, betrachtet werden. Teil der Therapievereinbarung ist es dabei, dass der Patient sich dazu verpflichtet, verantwortungsvoll Rückfalle von sich aus zu berichten, eine Verhaltensanalyse darüber zu machen und das Verhalten zu fokussieren. Das Verheimlichen von Rückfällen kann daher relativ rasch zu einer Entlassung führen, während berichtete und bearbeitete Rückfälle im Rahmen einer Therapie so lange toleriert werden können, wie das Team den Eindruck hat, dass der Patient ernsthaft an der Problematik arbeitet. Auch die Reduktion von Rückfällen im Verlauf einer Therapie wäre hier ein wichtiges Signal für einen Fortschritt.

Während wir also für einen flexiblen Umgang mit Rückfällen plädieren, besteht eine klare Grenze beim Dealen mit Drogen (Weitergabe von Drogen mit finanziellem Gewinn) oder bei einer Mitnahme von Alkohol auf die Station. Dies muss zur Entlassung führen, allerdings kann nach einer Pause über eine Neuaufnahme verhandelt werden.

Sind Patienten auf Methadon eingestellt, kann mit ihnen gearbeitet werden, wenn sie in einem Methadon-Programm mit Beratung und regelmäßiger Einnahme sind. Dagegen sollte bei einem Gebrauch von Benzodiazepinen ein ausreichender Entzug stattfinden, da eine chronische Einnahme von Benzodiazepinen negative Auswirkungen auf das Gedächtnis und die Konzentrationsfähigkeit von Patienten hat.

Generell gilt gerade im Umgang mit süchtigem Verhalten die Grunddialektik der Borderline-Patienten: Strukturiertheit und Flexibilität müssen gegeneinander abgewogen werden. In den extremen Polen geht es hier um die Station als „Säuglingsstation vs. Arbeitslager" (Sachsse, pers. Mitteilung). Eine unklare Haltung des therapeutischen Teams bezüglich Abhängigkeitsproblemen führt automatisch zu Verwicklungen mit der Patientengemeinschaft. Gefährlich ist vor allem eine behauptete gemeinsam geteilte Abstinenzvorstellung zwischen Team und Patienten bei gleichzeitiger Existenz einer geahnten oder geduldeten Subkultur mit Suchtmittelabusus.

4.3.2.3 Selbstverletzendes Verhalten

Im Vorgespräch bzw. bei der Aufnahme wird präzise erfragt, mit welcher Art des Selbstverletzenden Verhaltens (SVV) während der stationären Behandlung zu rechnen ist. In aller Regel ist SVV kein Zeichen von Suizidalität, sondern im Gegenteil nach Sachsse (2011):

Funktionen von selbstverletzendem Verhalten

- ein Druckventil zur Spannungsreduktion,
- ein Antidepressivum,
- ein Zeichen für Autoaggression und Selbstbestrafung,
- ein Mittel gegen Hyperarousal,
- ein Antidissoziativum,
- ein Verhalten als narzisstisches Regulans.

Auf interpersoneller Ebene sei es zu verstehen als:

- averbaler Appell,
- Möglichkeit, das intrapsychische Dilemma per projektiver Identifizierung zu inszenieren,
- Flucht vor Überforderung.

Daraus lässt sich ableiten, dass es seitens des Teams in der Regel keiner Panikreaktionen „bedarf". Entsprechend der Therapievereinbarungen wird von dem Patienten erwartet, sich nach einem selbstverletzenden Verhalten zu melden und ggf. verbinden zu lassen. Mit dem Patienten sollte der Auslöser des SVV besprochen und analysiert werden. Dabei ist zu berücksichtigen, dass viele Patienten nach einem SVV einerseits zwar entlastet, andererseits aber ausgesprochen beschämt und somit neuerlich belastet sein können.

Krisengespräche nach SVV sollten zeitlich so kurz wie möglich sein, aber auch so lang wie nötig. Dabei ist zu berücksichtigen, ob das SVV zur Einleitung eines Gesprächs eingesetzt wurde. Ist dies der Fall, wird der Patient auf den regulären Gesprächstermin verwiesen.

SVV als Provokation

Manchmal ist SVV auch Zeichen von Provokation. Dann gilt es, sich nicht provozieren zu lassen. Eine Patientin äußerte, dass es sich auf dieser Station gar nicht lohne, zu „schnippeln", denn das beeindrucke niemanden.

Fallbeispiel

Eindrucksvoll war ein Provokationsversuch kurz vor Weihnachten. Eine Patientin fing den damaligen Oberarzt ab mit der Frage, ob dieser den von ihnen geschmückten Weihnachtsbaum sehen wolle. Dort angekommen und nun in Begleitung von zahleichen Patienten, stellte sich heraus, dass der Baumschmuck ausschließlich aus Rasierklingen bestand. Der Kommentar des Oberarztes lautete: „Wir schmücken nicht mit ab".

Allerdings ist eine sehr klare Begrenzung bezüglich des SVV erforderlich. Wer sich im Gesicht oder am Hals selbst verletzt, wird entlassen. Der Grund ist ein interpersoneller: Derartige nicht zu verbergende Verletzungen triggern Mitpatienten, und das gilt es zu vermeiden. Patienten, die zur therapeutischen Grenzsetzung entlassen werden, bekommen in der Regel eine erneute Chance zur Aufnahme – oft ohne erneutes Vorgespräch, bei schweren Komplikationen nach einem erneuten Vorgespräch.

4.3.4 Stationsregeln

Organisation des Zusammenlebens der Patienten auf Station

Zumeist wird die Therapievereinbarung durch allgemeine Stationsregeln ergänzt, die das Zusammenleben der Patienten auf Station organisieren und für alle Patienten gelten.

Themen für Stationsregeln

Stationsregeln können allgemein geltende Vereinbarungen zu folgenden Themen enthalten:

- Gestaltung der Tagesstruktur,
- Körperhygiene und das Tragen angemessener Kleidung,
- Ordnung und Hygiene in Patientenzimmern, Aufenthaltsräumen, Stationsküchen,

- Regelungen zu gegenseitigen Besuchen von Patienten auf den Patientenzimmern,
- Regelungen zum Umgang mit externen Besuchern,
- Umgang mit Fernsehen, Computerspielen, Handys,
- Teilnahme an gemeinsamen Essenszeiten, Aktivitäten, Patientenvollversammlungen, Morgen- und Abendrunden, Patientendiensten,
- Regelungen und Umgang mit therapeutischen Expositionsversuchen,
- Patientenpatenschaften zur Orientierungshilfe für Neuaufnahmen,
- Umgang mit Suchtmitteln,
- Umgang mit Selbstverletzung und Suizidalität,
- Umgang mit Schweigepflicht und Datenschutz,
- Umgang mit Sex unter Patienten, Umgang mit Partnerschaften.

Die Ausformulierung einzelner Stationsregeln obliegt den jeweiligen Kliniken und Stationen. In jedem Fall sollte beachtet werden, dass eine zu rigide Regelsetzung womöglich die Untersuchung von Beziehungsdynamiken und Übertragungsgeschehen stark beeinträchtigt. Gleichzeitig ist ein wichtiger Gesichtspunkt dieser Regel- und Rahmenorientierung auch der Schutz der Gemeinschaft vor Grenzüberschreitungen durch einzelne Patienten. Damit sind Regeln und Rahmen gewissermaßen ein Garant für einen weitgehend angemessenen Umgang miteinander. Wichtig ist jedoch anzumerken, dass nur jene Regeln Bestand haben sollten, die jedem Teammitglied exakt erinnerlich sind. Ansonsten besteht die Gefahr, dass der Patient von unterschiedlichen Mitarbeitern unterschiedliche Mitteilungen bekommt, was ideale Bedingungen für das Manifestieren von Spaltungen ermöglicht. In schwierigen Phasen kommt leicht der Ruf nach mehr Regeln auf, wobei diese Phasen zumeist gar nicht zu „regeln" sind, sondern psychodynamisch aufgearbeitet werden sollten (ggf. im Rahmen einer Supervision). Zu empfehlen ist zudem, von apodiktischen Formulierungen von Stationsregeln abzusehen, wie z. B. „Wenn der Patient das tut, erfolgt eine Entlassung". In so einem Fall hätte das Team keinen Handlungsspielraum mehr, will es nicht sein „Gesicht verlieren". Formulierungen wie „Wenn der Patient das tut, kann *grundsätzlich* eine Entlassung folgen" klingen durchaus deutlich, lassen aber Handlungsspielräume zu und ermöglichen somit ein situationsangemessenes Reagieren. Ebenso ist von dem Verteilen von gelben und roten Karten (nach „Verstößen") abzusehen, da eine stationäre Psychotherapie eine gemeinsame Suche nach dem besten Weg darstellt und letztlich das gesamte Team über den Umgang mit Regelverstößen entscheiden sollte. Dies bezieht sich auch auf das schlichte „Zählen" von Verstößen mit nachfolgenden Entlassungsautomatismen („nach dem dritten Rückfall erfolgt Entlassung").

Formulierung von Stationsregeln

Im Unterschied zur ambulanten Therapie ist das Regelwerk einer Station präsenter als der Rahmen in der ambulanten Psychotherapie. Die Regeln werden auch deswegen immer wieder zum Thema der stationären Psychotherapie, weil sich – wie schon Ermann (1988) beschrieben hat – der Widerstand der Patienten in der stationären Psychotherapie hauptsächlich als Widerstand gegen den Rahmen äußert und die Form von Agieren annimmt. Typische Grenzverletzungen sind Verstöße gegen Abstinenzgebote (Alkohol, Drogen, Rauchen), Pünktlichkeit (Nachtruhe, Teilnahme an Therapien), Gewalttätigkeit und erotische Grenzüberschreitung (zum Umgang mit Grenzverletzungen vgl. Kap. 7).

Widerstand gegen den therapeutischen Rahmen

4.3.5 Weitere Themen

4.3.5.1 Sexualität und Liebesbeziehungen

Ähnlich komplikationsreich wie der Umgang mit Suchtmitteln ist auch der – durchaus vergleichbare – Umgang mit Sexualität und Liebesbeziehungen auf Station (siehe hierzu verschiedene Artikel in Dulz et al., 2009). Allgemein geteilt ist die Position, dass die Schwelle für eine Liebesbeziehung bzw. eine sexuelle Beziehung im stationären Alltag hoch sein muss, weil die Paarbildung die zentrale therapeutische Erfahrung im stationären Milieu zunichtemacht: Das Paar in der gemeinsamen Paar-Hülle stabilisiert sich künstlich, schottet sich von außen ab und vermeidet das Erleben von Krise und Selbstbesinnung. In vielen Fällen kann also ausgelebte Verliebtheit als ein Widerstand gegen die Therapie gewertet werden. Sexualität wird hier benutzt, sich der Emotionalität des therapeutischen Prozesses zu entziehen. Von Patienten drei Monate lang den Verzicht auf eine neue Liebesbeziehung zu verlangen, erscheint als eine zumutbare Bedingung in der Therapie – zumindest theoretisch.

Eine relativierende Kontrastposition hierzu setzt dagegen, dass Verliebtheit nicht „bewusst" vermieden werden kann und auch etwas Nichtaufschiebbares hat. Da Beziehungspathologie ja die zentrale Problematik dieser Patienten ist, dürfen Versuche der Annäherung nicht ausgeblendet und in den Untergrund getrieben werden. Unter Umständen kann das Wagnis von Verliebtheit und Nähe im geschützten Rahmen der Station auch etwas Progressives sein. Daraus ergäbe sich, dass Liebesbeziehungen nicht erwünscht und begrüßt sind, aber man damit umgehen muss, wenn sie sich ereignen, dass sie thematisiert werden müssen, aber nicht per Entlassung oder Dekret verboten werden können. Verbote können hier nur zu einem Verschweigen von entsprechenden Gefühlen und Beziehungsversuchen führen, aber auch von sexuellen Problemen, die in die Therapie einbezogen werden sollten.

4.3.5.2 Religiosität und politische Einstellung

Persönliche Glaubenssysteme (Spiritualität, Religion und Weltanschauung) benötigen einen neutralen Umgang durch das therapeutische Team. Eine Neutralität kann es nicht gegenüber rassistischen, sexistischen und ähnlichen Einstellungen und Verhaltensweisen geben – z.B. gegenüber Kleidung, die Neonazi-Codes repräsentiert, aber auch T-Shirts mit Cannabismotiven oder Trinksprüchen. Hier muss die therapeutische Neutralität in eine klar wertende und konfrontative Haltung wechseln. Ein Grenzbereich stellt dabei das Angezogen-Sein mancher Patienten bei Satanismus dar.

4.4 Anfangsphase

Fokus der Anfangsphase: autodestruktives Verhalten und schädliche Beziehungsmuster

Ein Fokus in der Anfangsphase liegt auf der Begrenzung von selbstschädigendem Verhalten und sozial schädlichen Beziehungsmustern (die sich zumeist relativ früh auf der Station manifestieren können). Dem Patienten wird verdeutlicht, dass die Station ein Abbild seiner sozialen Realität und seiner dortigen Beziehungen und Beziehungsmuster darstellt. Auf manchen Stationen kommt jeder Patient von Beginn an (erster Tag) in eine Psychotherapiegruppe. Auf anderen Stationen geschieht dies erst, wenn das Team den Patienten besser einschätzen kann, insbesondere bei der Existenz von Gruppen mit unterschiedlichen Schwerpunkten (Genderaspekte, Traumaschwerpunkt, Gruppengröße etc.).

4.4.1 Behandlungsplan

Behandlungsplan

Der Behandlungsplan des Patienten wird individuell festgelegt und sollte nicht überladen werden. Bei einem umfangreichen Therapieplan besteht die Gefahr, dass der Patient keine Zeit mehr hat, sich mit seiner Befindlichkeit oder den realen Beziehungen zu Mitpatienten zu befassen; hier kann die Therapieteilnahme als „fluchtartig“ oder gar „suchtartig“ bezeichnet werden. Zudem enthält ein guter Therapieplan in der Regel fixe, für alle gültige, und individuell vereinbarte Bausteine. Ein gemeinsamer Beginn am Montagvormittag und der Übergang in das Wochenende am Freitagnachmittag mit einem Ritual erscheinen als günstig.

Wichtig ist, dass es genügend gemeinsam verbrachte Zeit für das Zusammenleben auf der Station gibt. Gemeinsame Aktivitäten auf Station wie Kochen, Essen, Saubermachen und Spieleabende geben die Möglichkeit zur Erfahrung von sich selbst in der Gruppe. Im Sinne der therapeutischen Gemeinschaft empfiehlt es sich, bestimmte Dienste bzw. Ämter auf Station vorzusehen – z. B. Leitung der Stationsgruppe, Patientenkomitee und Kochen. Speziell für Borderline-Patienten ist es wichtig, sich auch als kompetent, wirksam, planend sowie in Führungs- und Gefolgschaftsrollen zu erleben. Kleinheits- und Größen-Selbst wechseln sich oft rasch ab, Überschätzung und Unterschätzung verhindern eine realitätsangemessene Einschätzung der eigenen Fähigkeiten. In diesem Zusammenhang kann auch eine Arbeits- bzw. Ergotherapie, in der Patienten konkret planend arbeiten bzw. etwas für das gemeinsame Leben auf Station tun, hilfreich sein.

4.4.2 Fallvorstellung

Nach Abschluss der vertieften Diagnostik und der Therapievereinbarung ist es wichtig, dass im gesamten Team über den Patienten gesprochen wird, um ein gemeinsames Verständnis über den Patienten zu entwickeln. Die *Fallvorstellung* (ca. 45 Minuten pro Patient) findet nach ca. drei Wochen auf der Station statt. Der zuständige Einzeltherapeut trägt die Informationen über den Patienten zusammen (wichtig ist, dass er die Anamnese und Biografie ausreichend gut kennt). Die Teammitglieder ergänzen mit ihren Beobachtungen und Gegenübertragungsäußerungen – einschließlich z. B. der Körpertherapeuten und Ergotherapeuten. Ziel der Fallvorstellung ist die Entwicklung eines tieferen Verständnisses für die dominanten Objektbeziehungsdyaden und damit für die zentrale Beziehungsdynamik und die psychische Struktur des Patienten. Aus diesem Verständnis heraus wird der *Therapiefokus* des Patienten abgeleitet. Im Folgenden wird hierauf genauer eingegangen. Besonders wichtig ist hier das gemeinsame Verständnis über alle Berufsgruppen hinweg, damit ab diesem Moment das gesamte Team in der Behandlung des Patienten an einem Strang ziehen kann.

Fallvorstellung: Entwicklung eines gemeinsamen Verständnisses über den Patienten

4.4.3 Formulierung des Therapiefokus

Der Therapiefokus wird auf Grundlage der dominanten Objektbeziehungsdyaden, die der Patient in den sozialen Interaktionen der unterschiedlichen Therapieangebote und im Miteinander der Patientengemeinschaft erlebt oder agiert, formuliert. Um die dominanten Objektbeziehungsdyaden formulieren zu können, ist das Zusammentragen umfangreicher Informationen aus allen Therapieangeboten und dem Stationsalltag im Rahmen einer Fallvorstellung (siehe oben) äußerst bedeutsam. Wichtig sind hierbei Beobachtungen des gesamten Teams hinsichtlich der verbalen und nonverbalen Kommunikation des Patienten sowie Wahrnehmungen aus

Grundlage des Therapiefokus in der stationären TFP

dem Übertragungs- und Gegenübertragungsgeschehen. Die grundlegende Annahme hierbei ist, dass sich trotz der schnell wechselnden Übertragungsmuster bei Borderline-Patienten eine begrenzte Anzahl von Annahmen des Patienten über sich und andere in dominanten Objektbeziehungsdyaden abbildet (Yeomans et al., 2017). Mögliche Objektbeziehungsdyaden, die in den unterschiedlichen und zahlreichen Interaktionen zwischen dem Patienten und dem Team wie auch der Patientengemeinschaft wechseln können, sind z. B. das ungewollte Kind und die lieblose, egoistische Mutter oder das freundliche, unterwürfige Selbst und die abgöttisch bewundernde Mutter (siehe Yeomans et al., 2017, S. 58). Die dominanten Objektbeziehungsdyaden sollten individuell und möglichst genau beschrieben werden.

Die vordergründigen Objektbeziehungsdyaden gehen mit entsprechenden strukturellen Einschränkungen einher, die sich in der Persönlichkeitsorganisation abbilden. Entsprechend der Ergebnisse des STIPO oder der OPD-2 können alle Merkmale der Persönlichkeitsorganisation, die die Belastungen und Einschränkungen des Patienten mit verursachen bzw. aufrechterhalten, als weitere mögliche Foki festgelegt werden, d. h. um therapeutische Fortschritte zu erlangen, sollte hinsichtlich dieser Aspekte eine Weiterentwicklung erfolgen (Sonnenmoser, 2008).

Zweifache Fokusbildung: Dominante Objektbeziehungsdyaden und strukturelle Einschränkungen

Insofern wird eine zweifache Fokusbildung angestrebt. Den Kern der Fokusbildung stellen die dominanten Objektbeziehungsdyaden dar, die ausschließlich im Team besprochen werden. Des Weiteren werden Therapiefoki entsprechend der strukturellen Einschränkungen herausgearbeitet, die dem Patienten in einem Gespräch über die Zieldefinition der stationären Behandlung vermittelt werden. Die Zieldefinition ist zudem ein wichtiger Bestandteil des Therapievertrages, auf den sich der Patient und das Behandlungsteam einigen. Der psychodynamische Fokus, der gemeinsam mit dem Patienten besprochen wird, stellt eine Art operationalisierte Verdichtung der Frage dar, welchem wichtigen bearbeitbaren Aspekt die größte Bedeutung zukommt, um eine anschließende ambulante Weiterbehandlung zu ermöglichen. Im Vergleich zum ambulanten Setting hat zudem die Reduzierung des häufig drastischen Symptomverhaltens eine wesentliche Bedeutung, steht allerdings selten im Mittelpunkt des Therapiefokus.

Folgende Aspekte gilt es bei der Formulierung des Fokus zu berücksichtigen:

- Die Fokuswahl folgt der Berücksichtigung bestimmter Aspekte des Strukturniveaus.
- Der Fokus sollte interpersonell bzw. in der Übertragungsbeziehung sichtbar und veranschaulicht werden.

- Die Bearbeitung/Bewusstmachung sollte bei dem Patienten einerseits zu genügender Stabilisierung führen, für ihn aber andererseits auch „anstrengend“ sein.
- Dabei wird das Thema gewählt, von dem angenommen wird, dass es am ehesten eine progressive Entwicklung in Gang setzen könnte.
- Der Fokus kann ein Konflikt sein; es kann sich aber auch um das Aufzeigen einer nicht integrierten Objektbeziehungsthematik handeln, die sich in der Beziehung zeigt.
- Es wird manchmal nicht an Themen gearbeitet, die zwar mit großem Druck vorgetragen werden, aber sekundär erscheinen (etwa sexueller Missbrauch bei chronischer Suizidalität).

Aus Gründen der Psychohygiene und der freien Reflexion des Teams (z. B. die Möglichkeit, sehr negative Gefühle formulieren zu können, wie z. B. „den Patienten ‚eklig‘ finden“) ist der Patient nicht oder nicht von Anfang an bei der Fallvorstellung dabei. Das widerspricht der heute in der Sozialpsychiatrie häufigen Recovery-Orientierung (siehe Dammann, 2014).

Therapiefokus als Mittelpunkt der Therapie

Der TFP-Fokus steht im Mittelpunkt der stationären Therapie. Der Fokus wird nun auch in den wöchentlichen Besprechungen stark berücksichtigt. Alle Teammitglieder arbeiten – mit ihren jeweiligen Mitteln (Gruppe, Einzeltherapie, Pflege, nonverbale Therapie etc.) – am Fokus. Der Behandlungsfokus ist zudem eine wichtige Grundlage für den Umgang mit dem Patienten, insbesondere beim Auftreten von symptomatischem, dysfunktionalem Verhalten und bei intensiven positiven wie negativen Gegenübertragungsgefühlen, sowie für das Verständnis von Spaltungsprozessen, von Entwertungen und Idealisierungen sowie projektiven Identifizierungen. Der Fokus stellt in gewisser Weise auch das vom Behandlungsteam Aufgenommene und *Verdaute* (im Sinne des Containments; vgl. Yeomans et al., 2017, S. 44) dar, um es für den Patienten *verdaubar* und integrierbar zu machen.

Da der Fokus für das Behandlungsteam und die Patienten gleichermaßen formuliert wird, sind die Patienten mit dem für sie neuen, ungewöhnlichen Vokabular oft zunächst unvertraut und gelegentlich überfordert. Sie fühlen sich jedoch zugleich auch wertgeschätzt durch das Bemühen, sie zu verstehen, ihre Symptomatik und die damit verbundenen Dynamiken zu benennen und zu entschlüsseln (Rösch & Grimmer, 2017).

Fallbeispiel

Rasch kam es bei einer stationären Patientin zu Konflikten mit ihren Zimmermitbewohnerinnen, wobei die Abgrenzungsprobleme der Patientin, ihre Schwierigkeiten, Nein zu sagen und ihre eigenen Interessen in den Mittelpunkt zu stellen, deutlich zutage traten. Die Patientin fühlte sich hilflos, ausgeliefert, nicht wahrgenommen und auch ausgenutzt. Sie sah sich bewusst nur als „hilfloses Opfer". Innerhalb kurzer Zeit erlebte und fühlte sie sich auf der Station, wie sie es aus früheren Beziehungen kannte.

Vor dem Hintergrund eines offensichtlich „chronisch niedrigen Selbstwertgefühls" (Pflegediagnose, Selbstbeschreibung im *Strukturierten Klinischen Interview für DSM-IV;* SKID; Wittchen et al., 1997) stellte sie sich wie automatisch in den Schatten anderer. Beispielsweise arbeitete sie fleißig im Atelier mit, wich dem Kontakt mit dem Kunsttherapeuten jedoch aus.

Motiviert durch ihre Bezugsperson gelang es ihr in der Gruppentherapie, den Konflikt mit einer aus Sicht der Patientin sich andauernd in den Mittelpunkt stellenden Mitpatientin sehr ruhig und gefasst anzusprechen. Als diese Mitpatientin ihre Betroffenheit darüber in der Folgegruppe zum Thema machte, führte dies bei der Patientin zu einer großen Verunsicherung und zum Gefühl, durch die sie motivierende Bezugsperson verraten worden zu sein. In dieser Situation des Misstrauens – auch gegenüber Teammitgliedern – verstärkten sich Therapieabbruchgedanken.

Vor dem Hintergrund der Lebensgeschichte der Patientin, die in ihrem Erleben immer von ihrem Zwillingsbruder überstrahlt und dessen Aggressionen ohne das Eingreifen der Mutter ausgesetzt gewesen sei, wird verständlich, weshalb die Herausforderung für die Patientin groß war. Schließlich ging diese Therapie damit einher, mit den bisher vermiedenen Gefühlen und abgespaltenen Selbstanteilen (Neid auf die Mitpatientin, Neid auf den Zwillingsbruder, Angst vor Aggression) in Kontakt zu kommen (modifiziert nach Rösch & Grimmer, 2017).

4.5 Mittelphase

Bearbeitung der Beziehungsdyaden

In der Mittelphase der Behandlung geht es um die Bearbeitung der Beziehungsdyaden in den multipersonalen Beziehungen der Station. Es werden dabei insbesondere die unterschiedlichen Übertragungsbeziehungen genutzt, etwa zu Einzeltherapeuten, pflegerischer Bezugsperson, Sozialarbeitern und Spezialtherapeuten. Häufig werden dabei Patienten in verschiedenen Beziehungskontexten sehr unterschiedlich erlebt.

In der Einzeltherapie wird die Dynamik aus den verschiedenen Interaktionen gemeinsam mit dem Patienten betrachtet und mithilfe der technischen Neutralität, der Konzentration auf Übertragungs- und Gegenübertragungsgeschehen sowie den Techniken Klärung, Konfrontation und Deutung bearbeitet und zunehmend integriert (vgl. Kap. 2.2). Dabei ist ein wiederholtes Durcharbeiten der dominanten Objektbeziehungsdyaden innerhalb der komplexen Beziehungsflechte notwendig.

Einsicht in innere und interpersonelle Konflikte

In der Regel manifestieren sich die inneren Objektbeziehungsmuster der Patienten im stationären Kontext in vielfältigen Konflikten, Bündnissen, Sympathie- und Antipathiebekundungen. Es ist im Rahmen einer stationären Therapie jedoch kaum zu vermeiden, dass der Patient in innere und interpersonelle Konflikte gerät sowie mit beunruhigenden Gefühlen (Eifersucht, Neid, Wut, Hass) in Kontakt kommt. Ziel des Behandlungsteams muss es dabei sein, dass der Patient Einsicht in die tieferliegende Natur dieser Konflikte bekommt und diese nicht ausagiert. Ideal wäre es z. B., wenn ein Patient verstehen lernt, warum er einen Mitpatienten ängstigend oder dominant erlebt und was dies mit seinen eigenen Beziehungsmustern zu tun hat. Typischerweise verwendet man die Begrifflichkeit von Rollen oder Akteuren, um diese Seiten des Patienten zu beleuchten („ohnmächtiges Kind", „trotziges, aber einsames Kind" etc.).

Das übertragungsfokussierte Arbeiten manifestiert sich dabei auf verschiedenen Ebenen. Im Idealfall wird dem Patienten direkt in der Übertragungsbeziehung das dominierende Objektbeziehungsthema aufgezeigt, geklärt und in seiner intrapsychischen Funktionalität gedeutet. Zusätzlich kann das übertragungsfokussierte Arbeiten aber auch bedeuten, dass die Objektbeziehungsthemen anhand von interpersonellen Beziehungen und Konflikten mit Mitpatienten oder relevanten Bezugspersonen des Patienten aufgezeigt werden.

Bedeutung der Mitpatienten

In der Gruppenpsychotherapie sind die Themen Selbstwahrnehmung und Fremdwahrnehmung von besonderer Bedeutung, aber auch die Kommunikationsarten sowie die Erfahrung zu machen, kein „Einzelfall" – und damit auch nicht ein „herausragender" Patient – zu sein. So macht der Patient die Erfahrung, mit auch unterschiedlich wirkenden Mitpatienten in einem Boot zu sitzen. Dabei ist natürlich ein Aspekt, den die Idee der therapeutischen Gemeinschaft hervorhebt, von besonderer Bedeutung: dass die Patienten füreinander – und dies gilt besonders für Borderline-Patienten – eine wichtige therapeutische Funktion übernehmen können. Ihre Konfrontationen können präziser, schärfer und gleichzeitig akzeptierter als Interventionen von Therapeuten sein.

Die Techniken der Klärung und Konfrontation werden von dem gesamten Behandlungsteam angewendet. Die Deutung und damit die Integration des Materials ist Aufgabe der Einzel- und Gruppentherapeuten. In der Arbeit von pflegerischer Bezugsperson und Sozialarbeiterin wird die Realwelt stärker thematisiert, aber ebenfalls mit den dominanten Objektbeziehungsdyaden in Verbindung gebracht. (Für einen ausführlichen Überblick der einzelnen Bestandteile der stationären TFP-Behandlung vgl. Kap. 5.)

Reflecting Team

Die Methode des Reflecting Team als optionale Technik in Behandlungskrisen

Als optionale Technik, die sich im stationären Rahmen bewährt hat, kann in manchen Situationen – besonders bei Behandlungskrisen und bei Patienten, die nur schwer empathisch wahrnehmen können, was sie in anderen auslösen – die Methode des „Reflecting Team“ hilfreich sein, die nicht im engeren Sinn eine TFP-Technik ist, aber ebenfalls dazu dient, nicht integrierte Seiten aufzuzeigen und zu klären. Hierzu wird der Patient in eine Teamsitzung eingeladen, nimmt in der Runde Platz, hört aber für etwa fünf Minuten nur zu, wie die Teammitglieder über ihre Erfahrungen mit ihm reden und nachdenken, als ob er nicht anwesend ist – also sich gegenseitig und nicht den Patienten direkt adressierend (wie wir es auch aus der Methodik der Balintgruppe kennen). Anschließend wird der Patient eingeladen, nun seinerseits seine Eindrücke aus der Phase des Zuhörens mitzuteilen und dann gemeinsam mit den Teammitgliedern über die Behandlungskrise und die unterschiedlichen Perspektiven dazu nachzudenken. Damit soll auch die Möglichkeit zum Perspektivwechsel und zum Einnehmen einer Metaebene zum Geschehen gestärkt werden. Wichtig ist natürlich, dass der Patient vor Beginn der Besprechung genau über den Ablauf und die dahinterliegende Idee informiert und sein Einverständnis eingeholt wird.

4.6 Abschieds- und Übergangsphase

Einleitung der Entlassungsphase spätestens vier Wochen vor der Entlassung

Spätestens vier Wochen vor der Entlassung des Patienten sollte die Endphase der Behandlung seitens des Einzeltherapeuten und der Bezugspflege eingeleitet werden. In dieser Phase geht es um Trennung und den Abschiedsprozess, um Trauer, manchmal auch um Neid auf jene, die noch bleiben können, um die Hoffnung für diejenigen, die gehen müssen oder auch dürfen sowie um die Planung und Vorbereitung der ersten Schritte nach der Entlassung. Die Themen Trennung und Abschied können durch die zeitliche Begrenzung des stationären Aufenthalts bereits auch zu Beginn der Therapie Thema werden.

Im Zusammenhang mit der anstehenden Trennungssituation, dem antizipierten Verlust, der häufig Halt und Sicherheit vermittelnden Station sowie der Trennungssensitivität der Patienten manifestiert sich nicht selten die ursprüngliche Symptomatik nochmals und ein Patient wirkt am Ende der Therapie wie zu Beginn. Das ist aber meistens kein Zeichen für einen schlechten Therapieverlauf, sondern kann im Gegenteil bedeuten, dass der Patient eine tragfähige Beziehung hat aufbauen können. Im Rahmen der Einzeltherapie wird das Wiederauftreten der ursprünglichen Symptomatik vor dem Hintergrund der aktivierten Objektbeziehungsdyade gedeutet, z. B. der Therapeut als zurückweisendes Elternteil. In der Arbeit mit der Bezugspflege werden mit dem Patienten konkrete Vorbereitungen getroffen, die den Übergang in den Alltag erleichtern sollen (z. B. Erarbeitung einer Tagesstruktur im Alltag). Um eine Loslösung von der Station zu unterstützen, ist es in dieser Zeit besonders wichtig, dem Patienten mehr Freiheiten und Möglichkeiten des Kontakts zum Alltagsleben zu gewähren, z. B. in Form von verlängerten Therapieexpositionsversuchen.

Übergang in den Alltag und Loslösung von der Station

Am Ende der Behandlung sollte der Patient keine pathologische Angst mehr haben, aber auch nicht zu euphorisch sein. Mit angemessenem Ernst sollte er die zukünftigen Herausforderungen angehen. Die Abschiedsphase ist für die Patienten nicht einfach. Die neu aufgenommenen „fremden" Patienten, die die Gruppenstruktur verändern und von den Patienten, die vor Entlassung stehen, oft als „seltsam" erlebt werden, können den Abschied erleichtern.

Abschied des Teams vom Patienten

Abschied müssen auch die Teammitglieder nehmen, und es ist wichtig, dass sie ihrerseits in Teambesprechungen ihre diesbezüglichen Gefühle benennen. Eine Kunst von erfahrenen Teams ist es, die Nähe zum Patienten so zu dosieren, dass diesem klar wird, dass aus dem stationären Aufenthalt keine langjährigen therapeutischen Beziehungen entstehen.

Auch wenn es vor dem Hintergrund der Trennungssensitivität zu einem stärkeren Agieren des Patienten kommen kann, ist es von wichtiger Bedeutung, am Entlassungsdatum festzuhalten und zu versuchen, mit dem Patienten in einen verstehenden Prozess zu gelangen. Die Behandlung sollte auch dann nicht verlängert werden, wenn wenig oder kaum etwas erreicht wurde, weil dies zumeist auch nichts bringt. Eine Verlängerung der Behandlung kann gelegentlich sinnvoll sein, wenn bereits positiv Erreichtes konsolidiert werden soll.

Planung der Weiterbehandlung

In der Endphase der Behandlung ist es wichtig, die Weiterbehandlung des Patienten innerhalb des Teams und gemeinsam mit dem Patienten zu planen. Mancherorts ist eine Weiterbehandlung des Patienten über die Ambulanz der psychiatrisch-psychotherapeutischen Institution möglich, bis eine ambulante Psychotherapie konkret beginnen kann.

Vielerorts erfolgt eine Überweisung in das reguläre ambulante Behandlungssystem. Wünschenswert wäre es, eine Gruppe ausreichend in psychodynamisch ausgerichteter Borderline-Therapie qualifizierter Therapeuten „zur Hand" zu haben, an welche die Patienten im Anschluss an die stationäre Behandlung verwiesen werden können. In jedem Fall ist eine Kommunikation zwischen stationären Einzeltherapeuten und dem ambulanten Nachbehandler zu empfehlen.

Da es in der Regel unter den niedergelassenen ärztlichen und psychologischen Psychotherapeuten und Psychiatern nicht genügend Kollegen gibt, die umfangreiche Erfahrung mit Borderline-Patienten haben und Bereitschaft zeigen, diese Patienten – entsprechend den nationalen Psychotherapierichtlinien – in ambulante Behandlung zu nehmen, empfiehlt es sich, ein regionales Netzwerk zu gründen, z. B. ein Qualitätszirkel, der gleichzeitig eine Grundausbildung in TFP anbietet.

Alternativ zur Überleitung in das ambulante Behandlungssystem kann eine Weiterbehandlung in einem spezialisierten tagesklinischen Setting als stützender Übergang in eine ambulante Psychotherapie indiziert sein.

Ambulante Sozialpsychiatrie

Entwickelt hat sich in Deutschland die Ambulante Sozialpsychiatrie (ASP), deren Kosten nicht von Krankenkassen, sondern von Behörden getragen werden. Zunehmend werden auch Borderline-Patienten so unterstützt. Formal stellt ASP kein psychotherapeutisches Setting dar. Bei Borderline-Patienten mit schwerer Störungsausprägung resultieren gerade aber auch die sozialen Probleme (hierfür wurde die ASP entwickelt) aus der Psychodynamik. Folglich ist es unmöglich, psychotherapeutische Interventionen auszublenden. Gerade TFP-Interventionen („Mir erscheint es so, als ob Sie in mir gerade den missachtenden Freund sehen") können hilfreich sein. Demzufolge hat sich in Hamburg eine ASP-Spezialisierung für Patienten mit Persönlichkeitsstörungen entwickelt, da sich die Umgangsweisen der ASP-Mitarbeiter bei Patienten mit Psychosen doch erheblich von denen mit einer Borderline-Störung unterscheiden müssen.

Fazit: Die Behandlung erfolgt in mehreren Phasen, von der Therapievereinbarungs- bis zur Abschiedsphase. In den Phasen sind die therapeutischen Foki konkret und für das gesamte Team und den Patienten zu formulieren.

4.7 Intervallbehandlungen

Sofern eine schwere Beziehungsstörung nicht in einem Aufenthalt so bearbeitet werden konnte, dass eine anschließende ambulante Psychotherapie hinreichend ist, bietet sich eine Intervallbehandlung an. Hierbei sind folgende Punkte zu berücksichtigen:

Indikation für eine Intervallbehandlung

- Es muss vorher untersucht und festgelegt werden, welche Foki einer weiteren stationären Therapie bedürfen.
- Das zweite Intervall soll nicht primär der Vermeidung außerklinischer Kontakte und Probleme dienen.

Günstig ist eine ambulante Anbindung zwischen den Intervallen (ein großes Problem für die Patienten stellt ein Bezugspersonenwechsel dar, der meistens zu einer erneuten therapieverlängernden Anlaufphase führt).

In manchen Fällen wird eine Intervallbehandlung bevorzugt, um Auseinandersetzungen mit dem Kostenträger zu vermeiden. Das ist einerseits verständlich, kann aber andererseits als vorauseilender Gehorsam gesehen werden, der zu immer restriktiveren Vorgaben seitens der Kostenträger führen kann – jenseits therapeutischer Implikationen.

Des Weiteren kann eine Intervallbehandlung mit mehreren Aufenthalten von kürzerer Dauer sinnvoll sein, um keine zu lange Loslösung aus dem sozialen Setting des Patienten zu bewirken, die mit einem langen stationären Therapieaufenthalt einhergehen kann.

5 Bestandteile der stationären TFP-Behandlung

Eine stationäre Behandlung beinhaltet viele unterschiedliche Behandlungsbestandteile, die von unterschiedlichem Fachpersonal, z. B. Psychotherapeuten, Ärzten, Spezialtherapeuten, und dem Pflegepersonal durchgeführt werden. In jeder Klinik kann sich das Angebot etwas unterscheiden. Zu den Bestandteilen der stationären Behandlung können Einzeltherapie, Gruppentherapie, Gespräche mit der Bezugspflege, Kontakte zum Pflegepersonal, pflegegeleitete Gruppenangebote, Angebote seitens des Sozialdienstes, Ergotherapie, Kunsttherapie, Konzentrative Bewegungstherapie und Sporttherapie gehören.

Beschreibung des stationären Settings

In der Regel werden auf spezialisierten Stationen Patienten mit verschiedenen Persönlichkeitsstörungen behandelt. Es handelt sich bei dem hier vorgestellten Vorgehen jedoch um ein homogenes, störungsspezifisches Setting für Patienten auf einem BPO-Niveau. Der Umfang einer solchen Station beträgt je nach Klinik ca. 18 bis zu 25 Patienten.

Auch auf spezialisierten Stationen können sich Patienten mit verschiedenen Strukturniveaus befinden. Insbesondere problematisch ist die Behandlung von Patienten mit Psychosen, wenn sie sich auf einer Psychotherapiestation mit vorwiegend Nichtpsychotikern befinden – dies ist bei Belegungsdruck oder nicht sachgerechter Verlegung manchmal nicht zu vermeiden. In der Regel werden Patienten mit einer Psychose (z. B. Schizophrenie) wegen ihres starken Andersseins von den Borderline-Patienten nicht gut toleriert und geraten in eine Außenseiterposition, die für alle Beteiligten problematisch ist. Gelegentlich wurden in der Literatur auch Formen von sadistischen Übergriffen von Borderline-Patienten auf psychotische Patienten beschrieben (Dulz & Schneider, 1995).

Grundsätzlich sollte darauf geachtet werden, dass nicht ein einzelner Patient aufgrund von bestimmten Faktoren in eine zu starke Außenseiterrolle gerät. Beispielsweise lassen sich Patienten unterschiedlichen Alters sehr gut kombinieren, schlecht wäre es allerdings, wenn alle Patienten ca. Anfang 20 wären und eine einzelne Person 50 oder 60 Jahre alt.

In den folgenden Abschnitten wird ein Überblick über die einzelnen Bestandteile der stationären TFP gegeben.

5.1 Einzeltherapie

Rahmen der stationären Einzeltherapie

Die Einzeltherapie sollte idealerweise zwei Gesprächstermine in der Woche umfassen, die zwischen 40 bis 50 Minuten dauern. Die Frequenz und Dauer können abhängig von der Klinik jedoch abweichen. Zur Sicherung des Rahmens ist darauf zu achten, dass das Gespräch nicht durch äußere Einflüsse, wie Telefonanrufe, Piepser oder Klopfen an der Tür, gestört werden kann. Dafür sollte der Einzeltherapeut, wenn möglich, entsprechende Vorkehrungen treffen, wie z. B. ein Türschild mit „Bitte nicht stören" aufhängen, das Telefon umleiten oder den Piepser leise stellen. Gelegentlich sind Störungen im Klinikalltag leider nicht zu vermeiden.

Eine zentrale Bedeutung für den Patienten kommt dem Einzeltherapeuten zu (in der Regel Assistenzarzt oder Psychologe). Im Unterschied zur ambulanten Therapie ist in der stationären Einzeltherapie immer das gesamte Team oder gar die gesamte Klinik durch den Einzeltherapeuten vertreten. Die Übertragung bei dieser Patientengruppe im stationären Kontext stellt somit eine besondere Herausforderung für den Therapeuten dar und kann rasch oszillieren: Der Patient fühlt und zeigt sich als Opfer des lieblosen Therapeuten und wird in Rollenumkehr zum anklagenden Aggressor; daraufhin fühlt sich der Therapeut als Opfer dieser Angriffe. Im Sinne eines gelingenden Containment-Prozesses müssen diese rasch wechselnden Dyaden erlebt, erkannt, beschrieben und verstanden werden.

Technische Neutralität

Die Haltung der technischen Neutralität (vgl. Kap. 2.2 sowie Dulz & Ramb, 2011) ermöglicht es, gemeinsam mit dem Patienten seine Innenwelt, die abgespaltenen und sich im Agieren und der Symptomatik manifestierenden oder projektiv identifikatorisch abgewehrten destruktiven internalisierten Beziehungsmuster zu erkunden. Eine große Gefahr besteht darin, die technische Neutralität unbemerkt, z. B. infolge einer Verwicklung mit dem Patienten, zu verlassen. Mögliche Folgen reichen von Wut einem Patienten gegenüber bei unreflektierter Gegenübertragung bis hin zu Machtmissbrauch zur Selbstaufwertung.

Die Einzeltherapie beinhaltet somit nicht allein die Dyaden aus Patienten und Therapeut. Der Therapeut sollte daher im Übertragungsgeschehen eine Vielzahl an möglichen aktuell wirksamen Objektbeziehungsdyaden berücksichtigen und die Übertragung mittels Klärung und Konfrontation in Bezug zu diesen deuten.

Die psychodynamische Einzeltherapie hat so auch eher die Funktion, die Geschehnisse im therapeutischen Milieu mit dem Patienten zu integrieren, die Übertragungen, die auf den verschiedensten Aspekten des Milieus verteilt sind, zu sammeln und die Beziehung zum stationären Einzeltherapeuten als exemplarisch für andere Erfahrungen zu nehmen.

Rolle der Einzeltherapeuten

In verschiedenen Kliniken gibt es unterschiedliche Entscheidungsprozesse in Bezug auf die Behandlungsplanung. In einigen Kliniken obliegen Entscheidungen, z. B. in Bezug auf die Entlassungsplanung, allein dem Oberarzt und der Einzeltherapeut hat lediglich eine auszuführende Funktion. In anderen Kliniken hat der Einzeltherapeut eine kombiniert administrative und therapeutische Funktion. Hier ist es hilfreich, dem Patienten gegenüber immer wieder auszudrücken, welchen Aspekt der Therapeut gerade thematisiert, gewissermaßen mit welchem „Hut auf dem Kopf" er das Problem mit dem Patienten gerade untersucht. Beide Varianten haben ihre Vor- und Nachteile. So besteht bei der alleinigen Entscheidungsmacht seitens des Oberarztes die Gefahr einer Spaltung in nur gute und nur böse Anteile zwischen Einzeltherapeut und Oberarzt. Wenn es andererseits die Aufgabe des Einzeltherapeuten ist, solche Entscheidungen zu treffen, besteht die Gefahr, dass diese durch eine Verwicklung mit dem Patienten beeinflusst werden könnten. In jedem Fall ist es daher zu empfehlen, solche Entscheidungen zuvor gemeinsam im Behandlungsteam zu besprechen. Aufgabe des Einzeltherapeuten ist es auch, die biografischen und anamnestischen Angaben des Patienten bei den Fallvorstellungen präsent zu haben.

Der TFP-Therapeut muss in der Bewältigung psychiatrischer Krisen sicher und gut im Team eingebunden sein. Er muss sich dessen bewusst sein, dass er eine Sonderrolle besitzt, weil in der Einzeltherapie Dinge bearbeitet werden, die in anderen Therapien nicht besprochen werden. Zwar wird er intimere Aspekte aus der Biografie seines Patienten erfahren, aber auch deutlich machen, dass es innerhalb des Gesamtteams keine „Geheimnisse" über relevante Punkte geben darf und wird. Damit wird dem Patienten auch eine realistische, aber u. U. auch etwas frustrierende Absage erteilt, eine idealisierte Spezialbeziehung aufbauen zu können.

Eine Kunst in der Einzeltherapie liegt auch darin, sich dem Sog zu entziehen, ein „unendliches" Beziehungsangebot zu machen. Nicht nur die Patienten, sondern auch die Therapeuten dürfen sich nicht zu sehr binden – allerdings auch nicht zu wenig.

Wenn ein Einzeltherapeut gleichzeitig auch der Gruppentherapeut ist, entsteht die Anforderung, dass der Therapeut Inhalte aus der Einzel- und Gruppentherapie auseinanderhält. Insbesondere darf der Gruppentherapeut in der Gruppe nicht ohne Weiteres auf Informationen zurückgreifen, die er im Rahmen der Einzeltherapie gewonnen hat.

Fallbeispiel

Die Patientin Frau A. beteiligt sich in keiner Weise an einem wichtigen und emotionalen Thema, das in der Gruppe entstanden ist. Die Einzeltherapeutin, die auch Co-Therapeutin in der Gruppe ist, bemerkt dies und weiß als einzige, dass das Thema die Patientin sehr stark betrifft. Wie kann sie nun vorgehen? Sie darf nicht direkt die Weigerung der Patientin ansprechen und damit die Verschwiegenheit verletzen und damit die Patientin womöglich auch noch bloßstellen. Eine Möglichkeit wäre es, die Patientin darauf ganz allgemein anzusprechen: „Mir fällt auf, dass Sie, Frau A., sich bei dem Thema gar nicht beteiligen. Mich würde interessieren, woran das liegt!"

Die Einzeltherapie soll die Gruppentherapie und die Gruppentherapie die Einzeltherapie unterstützen. Patienten werden zwar angeregt, Themen einzubringen, aber es sollte keine Themen-„Jagd" geben; es muss (zunächst) nicht alles, was schwierig ist, „öffentlich" geäußert werden.

Gegen Ende der Behandlung sollte es zu einer symptomatischen Verbesserung kommen, und der Patient sollte den Eindruck haben, dass er sich wieder in der Lage fühlt, „draußen", d.h. im Rahmen der ambulanten Therapie, die anstehenden Themen anzugehen. Nicht selten merkt der Patient auch, was der Preis für diese Besserung ist, z.B., was er aufgibt, wenn es ihm jetzt bessergeht (Wegfall von sekundären Verstärkern und systemische Konsequenzen).

Fazit: Dominante Objektbeziehungsdyaden von Patienten manifestieren sich in den Beziehungen zu den unterschiedlichen Teammitgliedern in unterschiedlichen Weisen. Aufgabe des Einzeltherapeuten ist es, die unterschiedlichen Objektbeziehungsdyaden vor dem Hintergrund des komplexen Beziehungsgeflechts der Station zu verstehen und mit dem Patienten integrierend zu bearbeiten.

Arzt *und* Psychotherapeut oder Arzt *oder* Psychotherapeut?

Trennung von somatischen und psychotherapeutischen Aufgaben

An dieser Stelle muss ein Aspekt angesprochen werden, bei dem Theorie und die praktischen Möglichkeiten auf einer Psychotherapiestation kollidieren: inwieweit der Arzt, der mediziert, auch Psychotherapeut dieses Patienten sein kann. Theoretisch kann die Trennung von somatischen Bereichen und psychotherapeutischen Aufgaben sehr hilfreich sein. Demzufolge verweist der psychotherapeutisch tätige Stationsarzt an einen Arzt der jeweilig zuständigen somatischen Fachabteilung. Mit anderen Worten: Wir behandeln körperliche Krankheiten (außer in banalen Fällen) grundsätzlich nicht. Bei einer psychopharmakologischen

Behandlung sieht es aus pragmatischen Gründen anders aus: In der Regel erfolgt die Verordnung von Psychopharmaka durch den Stationsarzt, Oberarzt oder Chefarzt, die alle auch psychotherapeutisch in Einzel- und/oder Gruppentherapien tätig sind. Allerdings ist es wichtig, dem Patienten deutlich zu machen, dass er kein Medikament und keine Dosierung ohne seine ausdrückliche Zustimmung verordnet bekommt. Zudem sollte dabei betont werden, dass die Pharmakotherapie eine Psychotherapie ermöglichen bzw. erleichtern soll – nicht mehr und nicht weniger. Wenn ein Patient eine Medikation ablehnt, ist zu empfehlen, dies gelassen zur Kenntnis zu nehmen.

Doppelrolle als Arzt und Einzeltherapeut

Grundsätzlich gibt es zwei Varianten, wenn der (psychotherapeutisch tätige) Einzeltherapeut Arzt ist: Entweder er übernimmt auch bei seinen Patienten die ärztlich-medizinischen (somatischen und pharmakologischen) Aufgaben oder delegiert diese an einen anderen Arzt. Beide Varianten weisen spezifische Chancen und Gefahren auf und es gibt keine klar zu bevorzugende Variante. Bei rein psychotherapeutisch tätigem Personal stellt sich dieses Problem nicht. Sind zwei Therapeuten involviert, besteht immer die Gefahr einer Spaltung. Wenn der ärztliche Psychotherapeut gleichzeitig auch der „Körperarzt" ist, besteht die Gefahr, dass sich ein Patient durch somatische Beschwerden Aufmerksamkeit und Kontakt „holt" (sekundärer Verstärker).

5.2 Gruppentherapie

5.2.1 Formale Aspekte und Rahmenbedingungen

Rahmen der Gruppentherapie

Die Frequenz der Gruppentherapie sollte mit der Frequenz der Einzeltherapie abgestimmt werden. Abhängig davon, ob der Schwerpunkt der therapeutischen Arbeit auf der Gruppen- oder Einzeltherapie liegt, finden Gruppentherapien in der Regel ein- bis dreimal die Woche in einem Umfang von 60 bis 90 Minuten statt. Die Gruppengröße sollte in etwa sechs bis acht Patienten umfassen.

In den Kliniken sind die Rahmenbedingungen unterschiedlich, was einerseits von personellen Ressourcen abhängt, aber andererseits auch von Kliniktraditionen. Borderline-Patienten – insbesondere jene mit einer paranoiden Symptomatik – sollten das Gefühl einer gewissen Kontrolle behalten können. Je größer die Gruppe ist, desto schwieriger wird dies: Die Spannung im Patienten steigt und die Kommunikationsfähigkeit sinkt dementsprechend. Daraus resultiert, dass größere Gruppen ineffektiver sein können.

Zudem besteht die Gefahr, dass manche Patienten fortlaufend „untergehen“; dies sind oft Patienten mit soziophobischen Anteilen, die gerade von positiven Gruppenerfahrungen profitieren würden.

Zu empfehlen ist, dass Gruppentherapien grundsätzlich von zwei Therapeuten geleitet werden – idealerweise von einem männlichen und einem weiblichen Therapeuten. Dies ist nicht nur hinsichtlich der Übertragungssituationen hilfreich. Es ist auch günstig in Urlaubs- und Krankheitszeiten, damit die Gruppe dann mit nur einem der beiden Therapeuten weiterlaufen kann. Einen „Aushilfstherapeuten“ in derartigen Zeiten in die Gruppe zu nehmen kann eine günstige Arbeit erschweren, denn

- die gesamte Gruppendynamik wird durch den neuen Therapeuten verändert,
- die Patienten benötigen erneut eine „Warmlaufzeit“, die auch Wochen dauern kann,
- der „Neue“ ist zwangsläufig nicht umfassend über das Gruppengeschehen informiert,
- die Kooperation zwischen Therapeut und Co-Therapeut muss sich erst einspielen,
- der „Neue“ dürfte an anderen therapeutischen Stellen fehlen.

Während in einigen Kliniken Patienten gleich nach der Aufnahme die Pflicht haben, an der Gruppe teilzunehmen, kann die Aufnahme in anderen Kliniken eine Zeit dauern, vor allem, um die Patienten besser kennenzulernen.

Chefarzt in der Rolle des Gruppentherapeuten

Übernehmen Oberärzte oder Chefärzte die Aufgabe der Gruppentherapeuten, besteht die Gefahr, dass Patienten, die beim Oberarzt sein „dürfen“, wegen der hierarchischen Struktur innerhalb der Patientengemeinschaft eine Sonderrolle bekommen. Dies könnte leicht zu einer Ausgrenzung von Patienten führen und zudem einen pathologischen Narzissmus „ausgewählter“ Patienten nähren. Zudem besteht die Gefahr einer stabileren Spaltung mit Idealisierung des Gruppentherapeuten und Entwertung bzw. negativer Übertragung auf den Einzeltherapeuten.

5.2.2 Therapeutische Aufgaben und gruppendynamische Aspekte

In der psychodynamischen Gruppentherapie können die sich in der Patientengruppe auch außerhalb der eigentlichen Therapiesitzungen ereignenden Interaktionen und Beziehungsmuster der Reflektion und Symbolisierung zugänglich gemacht werden. Das ist auch deshalb wichtig, weil Patienten mit Persönlichkeitsstörungen in der hierarchisch ausgerichteten

Struktur einer Klinik dazu tendieren, mit Behandlungsteammitgliedern andere internalisierte Beziehungsmuster zu reinszenieren als mit Mitpatienten. Zur Bedeutung der psychodynamischen Gruppentherapie sei auch auf Rösch (2012) verwiesen.

Behandlungstechnik in der Gruppentherapie

Wie in der Einzeltherapie folgt die Behandlungstechnik auch in der Gruppentherapie den Prinzipien der TFP. In der stationären Einzeltherapie werden die sich im Hier-und-Jetzt reinszenierenden affektiv bedeutsamsten Beziehungsdyaden bearbeitet. Die internalisierten Beziehungsmuster aus der Vergangenheit können in der Beziehung zum Einzeltherapeuten, aber auch zu einem anderen Behandlungsteammitglied oder einem Mitpatienten aktualisiert werden. Durch Klärung, behutsame Konfrontation und Deutungen werden diese dem Patienten allmählich bewusst erleb- und verstehbar gemacht. Dem entspricht das Vorgehen in der psychodynamischen Gruppentherapie. Dabei kommt dem Gruppenleiter zunächst die Aufgabe zu, eine Atmosphäre zu schaffen, in der eine freie Kommunikation über das aktuell wechselseitige Erleben gewagt werden kann. Klärung und Konfrontation – die Deutung vorbereitende Interventionstechniken – erfolgen in Gruppen auf Arbeitsgruppenniveau (Bion, 1961) oft durch die Gruppenmitglieder untereinander. Der Gruppenleiter unterstützt durch seine Haltung diesen Prozess und schreitet vor allem ein, wenn destruktive Prozesse Raum greifen oder die Arbeitsgruppe zu einer Grundannahmengruppe regrediert und in der Regression verhaftet bleibt. Deutungen des Gruppenleiters beziehen sich in erster Linie auf regressive Gruppenprozesse sowie auf die mittels Spaltung abgewehrten Selbst-Objektbeziehungsdyaden, die häufig im nonverbalen Verhalten sichtbar werden (Rösch, 2012).

Aufgaben der Gruppentherapeuten

Übertragungen in der Gruppentherapie

In der Gruppentherapie – besonders im stationären Setting – sind es vor allem die zwischen den Gruppenmitgliedern oder zwischen Einzelnen und der Gruppe als Ganzes erfolgenden Übertragungen, die Gegenstand der Reflexion und Interpretation sind. Aufgabe des Gruppenleiters ist es, für einen Raum zu sorgen, in dem sich reinszenierende Beziehungsdyaden erkannt und gemeinsam über sie nachgedacht werden kann. Dabei handelt es sich um ein sehr komplexes Geschehen mit einer Vielzahl sich konstellierender Aspekte vergangener Beziehungserfahrungen.

Während die Gruppenmitglieder ihre Übertragungen und Gegenübertragungen handelnd (agierend), also unreflektiert, zum Ausdruck bringen und dies dem Gruppenleiter als wichtige Informationsquelle zum Verständnis mobilisierter innerer Konflikte bzw. zum Verständnis der mobilisierten und reinszenierten dominanten Beziehungsdyaden dient, ist es in der psychodynamischen Gruppentherapie wie in der TFP-Einzeltherapie so, dass der Gruppenleiter seine Gegenübertragung zum Verständnis des Geschehens heranzieht.

Im Gegensatz zur TFP-Einzeltherapie wird der Fokus jedoch nicht auf die sich zwischen Therapeut und Patient reinszenierende Beziehungsdyade, sondern auf die Inszenierung zwischen den Gruppenmitgliedern gerichtet. Eine Beziehungsdyade zwischen Patient und Gruppenleiter wird allenfalls genutzt, um die sich zwischen Gruppenmitgliedern reinszenierenden Beziehungsdyaden interpretieren zu können.

Fokus auf die Beziehungsdyaden zwischen Gruppenmitgliedern

Weshalb aber wird der Fokus der Übertragungsdeutungen entweder auf die Übertragung des Einzelnen und der Gruppe als Ganzes oder aber auf die Übertragung zwischen einem und einem anderen Gruppenmitglied gerichtet sein? Und warum nicht (oder nur selten) auf die Übertragungsbeziehung zwischen Gruppenleiter und Gruppenmitglied?

Hier helfen Bions (1961) Überlegungen zur Gruppe, zur Potenz der Gruppe und zur Gefahr in Gruppen weiter: Psychodynamische Gruppentherapie ist nicht Einzeltherapie in der Gruppe, wenngleich – um den Gruppenprozess am Laufen zu halten – durchaus an das einzelne Gruppenmitglied gerichtete Interventionen notwendig sein können.

Würde Gruppentherapie aber als Einzeltherapie in der Gruppe verstanden werden, so bestünde die Gefahr, dass einerseits die Abwehr (Regression, sich dem Gruppenleiter gegenüber in eine abhängige Position zu begeben; Idealisierung des Gruppenleiters) verstärkt wird und andererseits Konflikte innerhalb der Gruppe angestoßen, nicht jedoch ausreichend bearbeitet werden können (Konflikte um Rivalität und Eifersucht).

Regression in der Gruppe

Gruppen begeben sich in spannungsgeladenen Situationen gerne in regressive Positionen (Bion: „Grundannahmengruppen“). Die Gruppe erhofft sich Konfliktfreiheit durch einen „idealen“ Gruppenleiter, der ihnen die Denkarbeit, die Verbalisierungsarbeit abnimmt. Der Patient kann dem Dilemma nicht entgehen, dass er sich entweder exponieren kann und dann Aufmerksamkeit bzw. Zuwendung, aber auch potenziell belastende Interventionen zu hören bekommt. In dem Fall könnte er das Gefühl bekommen ein missbrauchtes Opfer zu werden oder aber er zieht den Neid der anderen auf sich. Oder aber er hält sich in der Gruppe sehr stark zurück, schont sich also oder bekommt Schonung. Dafür aber erhält er deutlich weniger Beachtung, erlebt das Gefühl von Vernachlässigung. Zudem zieht er ebenfalls den Ärger der Mitpatienten auf sich, weil er sich nicht beteiligt.

Die übertragungsfokussierte Gruppentherapie wird von den Patienten als sehr anspruchsvoll und zu Beginn oft auch ängstigend erlebt. Am Ende der Behandlung wird sie jedoch meistens als eine sehr herausfordernde, aber auch sehr wertvolle Erfahrung beschrieben. Damit die Patienten vor allem zu Beginn die ersten Gruppensitzungen bewältigen können, muss das Behandlungsteam die Unsicherheiten und Ängste der Patienten aufnehmen

Fallbeispiel

Rösch und Grimmer (2017) beschreiben ein Fallbeispiel, welches therapeutische Interventionen und gruppendynamische Aspekte illustriert. Ausgangspunkt ist die Schilderung einer Patientin mit Ängstlich-vermeidender Persönlichkeitsstörung, die eine Gruppentherapiesitzung mit der Äußerung eröffnet, dass eine Mitpatientin (die sich für die Sitzung entschuldigt hatte und nicht anwesend war) ihr das Dessert vom Tablett geklaut habe, und sie daher vermute, dass diese Patientin auch für die in letzter Zeit aufgetretenen Diebstähle auf Station verantwortlich sei. Den weiteren Verlauf in der Gruppe sowie die therapeutischen Interventionen schildern Rösch und Grimmer (2017, S. 90) wie folgt:

„Mehrere Gruppenmitglieder geben ihrer Empörung verbal Ausdruck, andere stimmen nonverbal zu. Rufe nach Strafreaktionen seitens der Teamleitung werden laut. Ein Sündenbock für das Stören eines friedlichen Gruppenmiteinanders scheint gefunden und ebenso ein Objekt, welches die Projektion eigener destruktiver Anteile ermöglicht und insofern in gewisser Weise für eine innere Beruhigung sorgt. Dies wird der Gruppe – nachdem sie auf Grundannahmengruppen-Niveau (Kampf-Flucht-Grundannahme [Bion, 2001]) zu regredieren droht – gedeutet. Die Gruppenmitglieder reagieren irritiert, einige empört und stellen die Leitung und die gesamte Therapie in Frage. Nach einer umfassenderen erklärenden Konfrontation der Gruppenleitung, dass es doch bei allen Gruppenmitgliedern um die Anerkennung und Bearbeitung je individueller destruktiver Selbstanteile geht, greift ein dunkelhäutiger 23jähriger nach wiederholten Suizidversuchen zugewiesener Patient das Thema auf: Er selbst habe sich mehrfach ernstlich überlegt, sich einer terroristischen Vereinigung anzuschließen und als Selbstmordattentäter seine Aggressionen und seinen Hass auf die Ungerechtigkeit in der Welt auszudrücken."

und sie stabilisieren; dabei muss das Team dennoch von diesem zentralen Therapieelement überzeugt sein, etwa so, wie eine Mutter die Ängste des Kindes vor dem Kindergarten empathisch versteht, ihm jedoch dennoch weiterhin diese progressive Herausforderung zumutet und das Kind zum Kindergarten bringt.

5.2.3 Ablauf einer Gruppensitzung

Der Beginn einer Gruppensitzung kann abhängig von der Störungsschwere einzelner Patienten offen und technisch neutral mit einem Schweigen eingeleitet werden. Die Gruppentherapeuten beobachten, was in der Gruppeninteraktion passiert. Bei strukturell schwer beeinträchtigten Patienten kann es sinnvoll sein, von der TFP-Haltung abzuweichen und mit einer Einführungsrunde zu beginnen. Die Therapeuten bilden aus den Äußerungen der Patienten dann ein aktuelles Thema für die Gruppensitzung.

Technische Neutralität und Umgang mit akuten Bedrohungen in der Gruppe

Grundsätzlich ist es Aufgabe der Gruppentherapeuten, vor dem Hintergrund einer technisch neutralen Haltung die freie Assoziation der Patienten in der Gruppe zu ermöglichen. Das bedeutet, dass die Therapeuten das verbale und nonverbale Material der Patienten zunächst nicht gewichten, sondern beobachten und in Zusammenhang mit dem Gegenübertragungserleben bringen und analysieren. Wird die Arbeit in der Übertragung durch akute Bedrohungen verhindert, verlassen die Gruppentherapeuten die technisch neutrale Haltung und orientieren sich an der Rangliste der therapeutischen Themen.

Umgang mit Abweichungen von Therapievereinbarungen

Werden Abweichungen von der Therapievereinbarung beobachtet, werden diese seitens der Gruppentherapeuten gedeutet. Halten sich Patienten nicht an die Vereinbarung, Gedanken und Gefühle anzusprechen, und wird z.B. die Thematisierung von Konflikten in der Gruppe vermieden, wird die Vermeidung seitens der Gruppentherapeuten angesprochen und ggf. gedeutet. Auch längere Schweigephasen, die häufig zu einer zunehmenden Spannung in der Gruppe führen und Interaktionen dadurch erschweren, werden seitens der Gruppentherapeuten angesprochen. Durch das Ansprechen sollen die Patienten dazu motiviert werden, über das Schweigen nachzudenken. Dabei beobachten die Therapeuten auch die nonverbalen Reaktionen der Patienten und achten auf ihre Gegenübertragung, sodass es zu einem möglichen Verstehen der dahinter liegenden, aktivierten Objektbeziehungsdyaden kommen kann. Die vermuteten Objektbeziehungsdyaden werden den Patienten vor dem Hintergrund der Analyse gedeutet und anschließend werden die Reaktionen einzelner Patienten und der Gruppe als Ganzes beobachtet.

Abweichend von dem Vorgehen in der TFP kann, ebenso wie zu Beginn der Gruppen, vor Beendigung der Gruppe eine Schlussrunde stattfinden, in der die Patienten berichten, wie ihre aktuelle Befindlichkeit ist. Ein solches supportives Vorgehen kann womöglich hilfreich sein, um die Regression innerhalb der Gruppe einzugrenzen.

Ritualisierter Umgang mit Abschieden in der Gruppe

Um die Gruppe im Hinblick auf die Bedeutung eines angemessenen Abschieds noch stärker zu strukturieren, kann die Einführung eines ritualisierten Umgangs mit Abschieden sinnvoll sein. Der zu verabschiedende Patient wendet sich jedem anderen Gruppenmitglied (auch den Therapeuten) zu, wobei er die Reihenfolge wählen darf (die Therapeuten zum

Schluss). Jedes Gruppenmitglied berichtet von Wahrnehmungen und Entwicklungen der sich verabschiedenden Person. In einer zweiten Runde berichtet die sich verabschiedende Person von ihren Erfahrungen mit den einzelnen Gruppenmitgliedern – einschließlich der Therapeuten. Eine Schlussrunde entfällt, damit die gehende Person umfassend das letzte Wort hat.

Reflexion der Gruppentherapie im Stationsteam

Empfehlenswert ist es, im Anschluss an die Gruppe mit dem gesamten Team die Gruppe nachzubesprechen – auch damit alle wissen, ob und welche Probleme der eine oder andere Patient nach der Gruppe entwickeln kann. Die Therapeuten gehen nach der Regelarbeitszeit nach Hause, und es ist nicht selten, dass abends und nachts die diensttuenden Pflegekräfte jene Krisen meistern müssen, die aus der Gruppentherapie resultieren.

Fazit: In den Psychotherapiegruppen stellen sich zwischen den Patienten, aber auch zwischen Patient und Therapeut die typischen, wenngleich individuellen Beziehungsmuster her. Für ein konstruktives Vorgehen werden Lösungen erarbeitet.

5.3 Stationsgruppen (Patientenvollversammlung)

Patientenvollversammlungen zur Organisation und Reflexion des Miteinanders auf Station

Üblicherweise werden die Patientenvollversammlungen von einem Patienten oder von einem Patienten zusammen mit einem Pflegemitarbeiter geleitet. Aufgabe ist die Organisation auf Station sowie – in begrenztem Maße – die Reflexion des Lebens auf Station. In der Regel geht es um die Verteilung von Ämtern, um die Besprechung von Sorgen, Nöten und Beschwerden bzw. die Verkündung von Neuigkeiten, um die Einführung neuer und die Verabschiedung alter Patienten und um die Freizeitplanung, z. B. für das Wochenende. Im Sinne der therapeutischen Gemeinschaft ist es hilfreich, einen Moment der Selbstverwaltung und Selbstorganisation der Patienten vorzusehen, in dem diese auch eine Veranstaltung leiten, Beschwerden und Vorschläge vorbringen und sich auf diese Weise auch als gesund und wirksam erleben können.

5.4 Teambesprechungen

Über die Woche verteilte regelmäßige Teambesprechungen sind ein wichtiges Arbeitsmittel, um die oben beschriebene Integration der unterschiedlichen abgespaltenen Objektbeziehungsmuster, der unterschiedlichen Anteile der Patienten sowie der unterschiedlichen Projektionen und projektiven Identifizierungen innerhalb des Teams zu leisten und ein gemeinsames Verständnis über den Patienten/die Patientengruppe immer wieder neu zu erarbeiten. Wichtig scheint eine klare Aufgabenzuweisung der einzelnen Veranstaltungen:

Schwerpunkte und Inhalte von Besprechungen

- Sinnvollerweise gibt es am Wochenanfang und am Ende der Woche Übergaben, genauso wie morgens oder mittags im Rahmen des Pflegeteams und zwischen Pflege und Therapeuten.
- Organisationsbezogene Besprechungen klären den Ablauf auf Station, beinhalten aber auch Fortbildungen und all das, was für die Aufrechterhaltung des stationären Betriebs notwendig ist. Insbesondere müssen TFP-Grundlagen und TFP-Interventionen immer wieder gelehrt werden – auch wegen der üblichen personellen Fluktuation.
- Eine interne Fall-Supervision gibt die Möglichkeit, einmal pro Woche bei einer begrenzten Anzahl von Fällen mehr in die Tiefe zu gehen und die unterschiedlichen Sichtweisen der verschiedenen Teammitglieder zu integrieren und ein gemeinsames Verständnis sowie eine gemeinsam geteilte Behandlungsstrategie zu entwickeln. Hier ist es die Rolle des Teamleiters, sei es Oberarzt, leitender Psychologe oder Chefarzt, in seiner Führungsrolle für das Konzept der Station zu stehen, auf die Einhaltung der Standards zu achten und im Fall eines mangelnden Konsenses eine Entscheidung zu treffen. Zu respektieren ist hierbei, dass in der Regel der fallführende Einzeltherapeut für das Gesamtkonzept des Patienten steht bzw. dass er hinter einem Beschluss des Teams stehen können muss. Wenn ein Teambeschluss gefasst wurde, gilt der natürlich auch für die zu dem Zeitpunkt nicht anwesenden Teammitglieder – ausgenommen es wurde ein Formfehler gemacht, der zwingend korrigiert werden muss. Zur unverzichtbaren Supervision wird auf das Kapitel 8 verwiesen.

5.5 Visite

Rahmen einer Visite

In Deutschland müssen Patienten regelmäßig fachärztlich gesehen werden (einmal pro Woche), sodass eine Visite einen notwendigen Bestandteil darstellt, sei es als Oberarzt- oder Chefarztvisite. In der Schweiz ist ein interdisziplinärer Behandlungsplan, der je nachdem auch revidiert wird, verpflichtend. Wichtig ist, dass dies in Zusammenarbeit mit den Pflegemitarbeitern passiert, damit auch Informationen aus dem Stationsleben bzw. Schritte, die sich aus dem Visitengespräch ergeben, aufgenommen werden können. Dabei sollte die Visite keine klassische „Bettvisite" im Zimmer des Patienten sein; die Patienten können auch in einem Gruppenraum nacheinander vom Visitierenden und anderen Teammitgliedern gesehen und interviewt werden – gleichberechtigt auf Stühlen sitzend. Andererseits ergeben sich oft im Zimmer des Patienten interessante Anknüpfungspunkte für Gespräche über die Art seiner Einrichtung und Gestaltung des Zimmers, was aber nicht unbedingt im Rahmen einer Visite geschehen muss. In jedem Fall ist aus Gründen der Schweigepflicht darauf zu achten, dass andere Patienten nicht zugegen sind.

In der Visite kann eine Bildung oder Nachschärfung des Fokus der Behandlung erfolgen, und der erfahrenere Ober- oder Chefarzt kann – im Dialog mit dem Einzeltherapeuten – über den momentanen Stand der Behandlung mit dem Patienten reflektieren. Auf diese Weise wird auch „die Stimme des Patienten" gehört und eine Korrektur des Behandlungsplans ermöglicht. Damit kann die größere Erfahrung des Vorgesetzten genutzt werden. Eine mögliche Gefahr dieses Modells besteht in einer Depotenzierung des Therapeuten und einer Überschätzung dessen, was in fünf bis zehn Minuten bewerkstelligt werden kann.

5.6 Die Rolle der therapeutischen Leitung

Funktion und Aufgaben vom leitenden therapeutischen Personal

Die Rolle der therapeutischen Leitung, in den meisten Fällen der Oberarzt oder der Chefarzt, besteht darin, die wichtige Verbindung zwischen Innen und Außen an der Grenze der Institution zu repräsentieren. Seine Leitungsfunktion ist demnach nicht in der Mitte der Organisation angesiedelt, sondern am Rande, dort wo er die Ansprüche, Erwartungen und Entwicklungsherausforderungen der Umwelten an die Klinik oder Abteilung vermittelt und damit auch das „institutionelle Realitätsprinzip" repräsentiert (Lohmer, 2014a). Andererseits schützt er aber auch das Team und dessen einzelnen Mitglieder nach außen hin, bewahrt es vor unnötigen Störungen und stabilisiert damit die Arbeit der Teammitglieder. Juristisch heikle Situationen, wie die Abklärung einer undurchsichtigen Suizidalitätsäußerung, gehören ebenso zu den Aufgaben der therapeutischen Leitung.

Oberärzte und in stärkerem Maße Chefärzte sind häufig Repräsentanten von realitätsangemessenen Veränderungen, visionärem Denken und der notwendigen Flexibilität des Systems. So ist es oft geradezu die Rolle von Chefärzten, Standards infrage zu stellen, Ausnahmen zu ermöglichen, Rigidität im System festzustellen und dieses in Bewegung zu bringen. Es gilt die Hypothese: Je mehr Unsicherheit in einer Institution der stationären Psychotherapie herrscht, desto umfänglicher und unübersichtlicher sind die Regelwerke.

5.7 Die Rolle des Pflegepersonals

Bedeutung und Zuständigkeiten des Pflegepersonals

Das Pflegepersonal ist ein essenzieller Bestandteil des Teams. Es ist daher wichtig, dass es sich selbst als Teil des psychotherapeutischen Teams empfindet, von den „Akademikern" als solches anerkannt wird und sich um fachliche Weiterbildung bemüht - sich also selbst auch in stationsinterner Weiterbildung engagiert und dabei von den Ärzten und Psychotherapeuten unterstützt wird. Dabei soll nicht ausgeblendet werden, dass manche Pflegekräfte sich unwohl fühlen können, wenn sie ein erhebliches Maß an Verantwortung haben. Hier bedarf es der Unterstützung und der Schulung.

5.7.1 Aufgabenbereiche

Die Pflege ist u.a zuständig für:
- die Tagesstruktur auf der Station,
- die Beobachtung, Korrektur und Dokumentation des Beziehungsverhaltens der Patienten untereinander,
- das Hüten des „Realraumes",
- die Koordinierung der diversen Therapien jedes Patienten im Rahmen der Bezugspflege,
- Krisengespräche, ggf. auch das Verbinden eines Patienten nach selbstverletzendem Verhalten (Krisengespräche sollten - um nicht verstärkend wirksam zu sein - kurzgehalten werden und also in der Regel nicht länger als fünf bis zehn Minuten andauern. In machen Kliniken obliegt das Verbinden von Verletzungen allein dem ärztlichen Personal),
- Strukturierung und Stabilisierung (ganz besonders außerhalb der Regelarbeitszeit, sprich bei Abwesenheit von Ärzten und Psychologen).

TFP-Ausbildung des Pflegepersonals

Auf einer TFP-Station ist es zu empfehlen, dass auch das Pflegepersonal in der TFP ausgebildet ist. In der Arbeit mit den Patienten fokussiert das Pflegepersonal auf die Wahrnehmung von Übertragung und Gegenübertragung und versucht durch die Beobachtung des verbalen und nonverbalen Verhaltens der Patienten dominante Objektbeziehungsdyaden zu identifizieren. Zu den Techniken, die das Pflegepersonal dabei einsetzen kann, gehören die Klärung und die Konfrontation. Die Ergebnisse aus den Beobachtungen und Wahrnehmungen des Pflegepersonals sind für die Einzel- und Gruppentherapeuten von besonderer Relevanz und ein wichtiger Bestandteil der Fallbesprechungen und der Übergaben.

Je nach Ausrichtung und Organisation der Klinik übernehmen Mitarbeiter des Pflegepersonals zudem verschiedene Angebote, wie beispielsweise:
- Aromatherapie,
- Achtsamkeitsgruppe,

- Skillsgruppe,
- Akupunktur,
- wöchentliche Gespräche mit den Bezugspatienten,
- Freizeitgruppe.

Mitglieder des Pflegeteams haben – verglichen mit den Psycho- und Spezialtherapeuten – weniger Schutz durch ein definiertes Behandlungssetting; zudem werden sie in der inneren Hierarchie mancher Patienten „niedriger“ als die psychotherapeutischen Mitarbeiter bzw. Ober- oder Chefärzte eingeschätzt. Dadurch sind sie besonders häufig Ziel von Entwertungen. Umgekehrt fällt es Pflegemitarbeitern oft schwer, solche aggressiven und entwertenden Äusserungen als etwas „Normales“ bei Borderline-Patienten zu sehen und nicht persönlich zu nehmen.

Hier muss – neben der Teilnahme an Supervisionen – durch Teammitglieder immer wieder nachjustiert, geklärt und gestützt werden. Die vollständige Teilnahme aller Teammitglieder an der Supervision ist von besonderer Bedeutung (vgl. Kap. 8). Eine niederschwellige Supervision kann im Bedarfsfall mit dem Oberarzt oder mit dem Einzeltherapeuten erfolgen.

5.7.2 Bezugspflege

Funktion der Bezugspflege

Jedem Patienten wird bei Aufnahme eine feste Bezugsperson aus dem Pflegeteam zugeordnet (Bezugspflege). Die Bezugspflege begleitet den Patienten neben dem Einzeltherapeuten über den gesamten stationären Aufenthalt und bietet ihm wöchentliche Gespräche an. Gemeinsam mit dem Patienten werden zu Beginn der Behandlung die individuellen Probleme, Ressourcen und Ziele für die stationäre Behandlung besprochen, an denen gemeinsam mit der Bezugspflege über den Aufenthalt hinweg gearbeitet wird. Auch die pflegerische Bezugsperson sollte in der Arbeit mit dem Patienten auf Übertragungsäußerungen achten, wie z. B.: *„Das können Sie ja eh nicht verstehen.“*, oder: *„Solche Schwierigkeiten sind Ihnen in Ihrem Leben sicher fremd.“* Es geht dann nicht darum, dem Patienten zu versichern, dass man diese Probleme auch kennt, sondern darum, mit seinem Gefühl von Distanz bzw. seinen Distanzierungstendenzen zu arbeiten.

5.7.3 Umgang mit dem Patienten: Gegenübertragung und Authentizität

Abweichend von der TFP-Haltung kann eine selektive Authentizität im Beschreiben der eigenen Gegenübertragung dann sinnvoll sein, wenn sie dem Patienten hilft, einen Perspektivwechsel vorzunehmen und sich selbst mit den Augen des anderen zu sehen bzw. die Welt aus seiner Perspektive erleben zu können. Hier geht es also um eine Unterstützung der Empathiefähigkeit und die Einnahme einer Metaebene. In der TFP wird dies in der Einzel- und Gruppentherapie vermieden, kann aber im Stationsalltag durchaus sinnvoll sein, was den Umgang der anderen Teammitglieder mit dem Patienten betrifft.

Rückmeldung der Gegenübertragung

Im Bereich der Pflege und der sozialpädagogischen Betreuung sind oft direktere, mehr die Realbeziehungen betreffende Rückmeldungen sinnvoll, um dem Patienten einen Spiegel, eine Resonanzmöglichkeit zu geben, was er bei anderen durch sein Verhalten auslöst. So könnte z.B. eine Rückmeldung im Stationsleben durch einen Pfleger lauten: „Wenn Sie mich so drängend und unterbrechend von hinten angehen, werde ich natürlich ärgerlich und gehe nicht gerne auf Ihren Wunsch ein. Können Sie das verstehen?" Auch hier gilt allerdings, dass die Mitteilung des „Rohmaterials", des unmittelbaren eigenen Erlebens ohne erläuterten Kontext nicht hilfreich ist. „Jetzt ärgere ich mich wirklich über Sie!" als alleinige Bemerkung hilft nicht, sondern lässt den Patienten mit dem, was er auf das Teammitglied projizierte, alleine. Hilfreich ist hier die Anwendung der basalen Feedback-Regeln:

Basale Feedback-Regeln

1. Ich erzähle, was ich erlebe („Ich fühle mich überfordert, wenn Sie mit fünf Anliegen gleichzeitig kommen.")
2. Beschreibung, was das in mir auslöst („Ich werde dann unruhig und nervös und kann mich nicht auf das konzentrieren, was jetzt wirklich für Sie wichtig wäre.")
3. Wunsch an den Patienten („Ich wünsche mir von Ihnen, dass Sie mir Zeit lassen, auf Ihr Anliegen zu reagieren, und meine Reaktion abwarten, bevor Sie ‚nachlegen'.")

Auf diese Weise kann der Patient soziales Lernen nutzen, um ein realistisches Bild seiner Wirkung auf andere zu bekommen und eine Idee zu entwickeln, welche Verhaltensalternativen existieren.

Aspekte, die nicht Teil der Beziehung zum Patienten sein sollten

Die emotionale Entlastung der Teammitglieder gehört nicht in die Beziehung zum Patienten – dafür gibt es als „Debriefing" den Raum der Teamgespräche oder auch des dualen Austausches mit einem anderen Teammitglied. Bei diesen Gelegenheiten kann heftiges eigenes Erleben bearbeitet werden, Teammitglieder können sich entlasten und die eigene emotionale Befindlichkeit kann und muss geklärt werden.

Durch den Eindruck einer intimen und vertrauten Beziehung, den Borderline-Patienten leicht im Gegenüber erwecken können, ist besonders für

Teammitglieder aus dem Bereich des Pflegepersonals die Versuchung groß, persönliche Erlebnisse, aber manchmal auch eigene Sorgen und Nöte dem Patienten zu erzählen. Eigene exemplarische Erfahrungen, die Modellcharakter haben, können durchaus sinnvolle Interventionen darstellen („Als ich damals mein Vorstellungsgespräch hatte, hat es mir sehr genutzt, dass ich mir vorher im Selbstgespräch immer wieder gesagt habe, was ich alles kann und warum ich genau der Richtige für diese Stelle wäre."). Keinesfalls aber soll der Patient wie ein Freund zur Entlastung von eigenen Problemen oder zur Herstellung einer angenehmen Nähe benutzt werden. Auch wenn dies zunächst von Patienten als Beweis von Vertrauen und eigener Bedeutung gewertet wird, erzählen Patienten in katamnestischen Gesprächen oft, dass sie diese Art der Gespräche letztlich als eine beängstigende und verstörende Grenzüberschreitung erlebt haben.

5.7.4 Die Borderline-Station in der Nacht

Die Nacht als Agierraum

Typischerweise sind Abend und Nacht ein beliebter Agierraum für Patienten und Mitarbeiter. Pflegekräfte, die hauptsächlich in der Nacht arbeiten und zu wenig Verbindung mit den Tagdiensten haben, geraten leicht in eine „Königin-der-Nacht"-Rolle. Lange therapeutische, verständnisvolle Gespräche mit Patienten im Stationszimmer, Krisengespräche, die eine Stunde dauern, das Feilschen um Nacht- und Bedarfsmedikation können zu einer Verlagerung von notwendigen Klärungen des Tages in die Nacht und damit einer Vermeidung von therapeutischer Tagesarbeit führen.

Fazit: Dem Pflegepersonal kommt eine besonders wichtige Rolle zu. Neben der Strukturierung des Stationsalltags und der Pflege des therapeutischen Milieus müssen auch die pflegerischen Mitarbeiter Übertragungssituationen erkennen, verstehen, angemessen beantworten und in das Gesamtteam tragen.

5.8 Die Rolle der Sozialarbeiter

Bedeutung des außerstationären Rahmens für eine erfolgreiche Behandlung

Die Wirkung von Psychotherapie wird negativ beeinflusst, wenn der soziale außerstationäre Rahmen ausgeblendet wird. Hierzu neigen manche Patienten, sei es durch Nichtöffnen von Briefen, durch Versäumen von Terminen mit Ämtern und Verleugnung einer ungünstigen Wohnsituation.

Sozialpädagogen bzw. Sozialarbeiter sind die personifizierte Verbindung zwischen dem stationären Leben des Patienten und dessen außerklinischem Leben. Hier bedarf es einer umfassenden Informiertheit über die jeweils individuellen Probleme, wobei die Sozialpädagogen oft genug Informationen aktiv und gezielt einholen müssen, weil der Patient diesen Bereich gerne ausblendet in der unbewussten Annahme, in der Klinik könne ihm nichts passieren. Manche Patienten erzeugen gar ganz aktiv eine Situation der Abhängigkeit, indem ihnen während der stationären Behandlung die Wohnung gekündigt wird, ohne dass sie dieses mit den zuständigen Teammitgliedern besprechen. Es kommt auch vor, dass ein Patient aktiv seine Wohnung kündigt, weil er sich nun in Sicherheit wähnt und das Danach ausblendet.

Die sozialpädagogischen Bereiche gehören als Repräsentation der äußeren bzw. außerklinischen Realität in das Gesamttherapiekonzept stringent integriert. Nicht selten ziehen sie als Vertreter des Realitätsprinzips zahlreiche negative Übertragungen der Patienten auf sich. Auch die Beobachtungen der Übertragung und Gegenübertragung sollten in Fallbesprechungen und Übergaben einbezogen werden.

5.9 Weitere Therapien

5.9.1 Spezialtherapien: Nonverbale Therapien und Kreativtherapien

Die Spezialtherapien sind von wichtiger Bedeutung für den Behandlungsverlauf. Zu nennen sind beispielsweise Ergotherapie, Kunsttherapie, Theatertherapie, Arbeitstherapie, Tanztherapie und Sport- sowie Körpertherapie einschließlich Konzentrativer Bewegungstherapie (KBT).

Bedeutung von Spezialtherapien

Neben der Strukturierung des Tagesablaufes dienen diese Therapien dem Erleben eines sozialen Miteinanders, der Steigerung der Belastbarkeit im Alltag, aber sie sind auch psychotherapeutische Arbeit im engen Sinne des Begriffes. So kann beispielsweise das themenzentrierte Malen (Malen nach einem vorgegebenen Thema – z. B. „Wut“, „Vater“, „mein Körper“, „Spaß“ – mit anschließender Interpretation in der Gruppe) die Bearbeitung von wichtigen Problembereichen, die bisher bewusst oder unbewusst verborgen geblieben sind, erleichtern. Sporttherapie kann zu einer Anspannungsreduktion sowie Verbesserung der Selbstkontrolle führen und das Gemeinsamkeitsgefühl im Rahmen von Gruppensport verstärken.

Individuelle Abstimmung der Spezialtherapien

Welche dieser (oder auch anderer) Kreativtherapien auch angewendet werden: Sie sollten individuell auf den jeweiligen Patienten und seine Fähigkeiten, Bedürfnisse und Probleme abgestimmt sein und zudem das Erleben von Lust und Freude ermöglichen. Darüber hinaus sollten die Beobachtungen aus den Kreativtherapien in Teambesprechungen dargestellt werden: beispielsweise, indem die Bilder, die beim themenzentrierten Malen entstanden sind, in einer Therapiebesprechung mit dem Team gezeigt und diskutiert werden.

5.9.1.1 Ergotherapie

Ergotherapie und Arbeitstherapie stellen eine wichtige Möglichkeit dar, um einerseits die realistischen Fähigkeiten und Defizite eines Patienten kennenzulernen und ihm diese rückzumelden und andererseits gesunde Ich-Funktionen zu stärken und zu lernen, planend und umsichtig Arbeitsvorgänge anzugehen und sich im Team zu organisieren. Hilfe in der Cafeteria, Arbeits- und Belastungstraining, Gartenarbeit oder Ähnliches können gerade bei etwas längeren stationären Aufenthalten eine wichtige strukturierende supportive Funktion darstellen.

5.9.1.2 Körpertherapie

Aufgrund der Körper-Selbst-Störung vieler Borderline-Patienten kann eine intensive, aber grenzbewusste Körpertherapie eine wichtige heilende Funktion haben. Dabei sollte es nicht zu schnell zu direkten körperlichen Berührungen kommen. Stattdessen können Methoden wie die der Konzentrativen Bewegungstherapie mit Seilen, Bällen, Sandsäcken und Ähnlichem helfen, zwischen sich und dem Patienten bzw. den Patienten untereinander grenzsetzende, spürbare Gegenstände einzusetzen, die Abstand regulieren helfen. Körpertherapie sollte auch nicht als ein „kathartisches" Unternehmen im Sinne der Bioenergetik eingesetzt werden, sondern der Integration des Körpererlebens, des Umgangs mit den Körpergrenzen und der Sensibilisierung zu Körperempfindungen dienen.

5.9.1.3 Kunst- und Gestaltungstherapie

Symbolisierung und Distanzierung vom Erlebten

Kunst- und Gestaltungstherapie helfen in besonderer Weise der Symbolisierung von Erlebtem und der Distanzierung und gleichzeitig dem Ausdruck von erschreckenden, bedrohlichen Wahrnehmungen. Bilder von Borderline-Patienten sind oft hoch beeindruckend, weil auf ihnen Engel und Teufel, Tod und Liebe, Rettung und Untergang oft in besonderer Prägnanz mit deutlich wahrnehmbarer Spaltung, Dramatik und Eindrücklichkeit dargestellt werden. Die Nachbesprechung mit dem Kunsttherapeuten in der Patientengruppe nimmt hier eine wichtige Funktion ein, um das bildnerisch Dargestellte anschließend in Worte zu fassen. Gestaltungstherapie hilft, eine heilsame Distanz zwischen dem unmittelbar Erlebten und sich selbst zu schaffen; das bildnerische Gestalten ermöglicht gleichzeitig eine heilsame Externalisierung des Beängstigenden, über das dann im Kontakt mit den anderen, dem Therapeuten und der Gruppe, leichter gesprochen werden kann, als wenn es sich nur um verbal Berichtetes handeln würde.

5.9.1.4 Sporttherapie

Körperliche Bewegung und Sport kann auf einer Borderline-Station eine wichtige erdende, Gemeinschaft stiftende und mobilisierende Wirkung haben. Sport rückt damit in die Nähe der Körpertherapie, ist aber bewusst ein nicht deutendes Moment, sondern dient der Entwicklung von Fertigkeiten und Gewohnheiten, auf eine gute, nährende, fördernde und fordernde Weise mit dem eigenen, sonst oft gequälten und misshandelten Körper umgehen zu können. Konkrete Anleitung zu Belastung und Belastungsgrenzen hilft dabei den in dieser Hinsicht oft extremen Borderline-Patienten, die zwischen hochgefährlichen Sportarten und völliger Inaktivität hin- und herpendeln können. Durchaus bewährte Sonderformen der Sporttherapie sind beispielsweise

- therapeutisches Boxen,
- Tai-Chi,
- Qigong,
- Stockkampf,
- Zen-Bogenschießen.

5.9.2 Kombination der TFP mit anderen Interventionen

5.9.2.1 Validierung und gemeinsames Realitätsverständnis

Die TFP deutet in ihrem Ursprung patientenzentriert und hebt Verzerrungen und abgewehrte destruktive Impulse hervor. In der aktuellen Weiterentwicklung, insbesondere auch für den stationären Bereich, hat die TFP insgesamt einen stärker interaktionellen Akzent bekommen.

Interaktioneller Akzent in der stationären TFP

Der Moment der Anerkennung für die Sichtweisen und die Kompetenzen eines Borderline-Patienten und der eigene Beitrag des Therapeuten und des Teams bei Verwicklungen mit dem Patienten werden nun stärker gesehen. Dies bedeutet, dass Wahrnehmungen und Kritik des Patienten dort, wo sie zutreffen, eindeutig validiert werden (Linehan, 1996). Damit wird der Patient darin unterstützt, ein Gefühl dafür zu entwickeln, wann er etwas weitgehend unverzerrt wahrnimmt und wann er etwas missversteht. Dies bedeutet auch, dass Therapeuten und Teammitglieder eigene Fehler, Versäumnisse oder Unachtsamkeiten offen zugeben.

Gemeinsam geteilte Realität

Auf diese Weise entsteht leichter eine gemeinsam geteilte Realität, an deren Verzerrungen dann gearbeitet werden kann. Ein Therapeut könnte beispielsweise folgendes sagen: *„Sie haben recht, ich habe nicht daran gedacht, dass wir uns gestern um 12 Uhr kurz miteinander besprechen wollten. Es tut mir leid und ich verstehe, dass Sie darüber enttäuscht und verärgert sind. Aber zugleich möchte ich mit Ihnen auch darüber sprechen, wie Sie auf die Vorstellung kommen, dass ich Sie absichtlich habe warten lassen und Sie habe demütigen wollen, indem Sie auf mich vor dem Stationszimmer warten mussten."*

An diesem kleinen Beispiel sieht man, wie Anerkennung und Eingestehen eigener Fehler übergehen können in die therapeutische Untersuchung der Bedeutung, die ein Patient diesem Fehlverhalten zuweist. Mit anderen Worten: die Qualität der Wahrnehmung des Patienten ist berechtigt, die Qualität der Auswirkung der Wahrnehmung nicht.

5.9.2.2 Exploratives versus supportives Intervenieren

Explorativer Modus

In ihrem Ursprung betont die TFP die Notwendigkeit, deutend-explorativ, also konflikt- und übertragungsbenennend, und nicht primär supportiv (stützend) zu intervenieren. Im explorativen Modus fokussiert der Therapeut bzw. der Gruppentherapeut auf die Übertragungsbeziehung, die innere Welt und den Umgang mit dem Rahmen. Dies geschieht durch Klärung, Konfrontation und Deutung. Der Therapeut bemüht sich um eine technisch neutrale Haltung und interpretiert nachträglich notwendige und durch ein gemeinsames Agieren bedingte Abweichungen von dieser Neutralität. Dahinter steht die Vorstellung, dass es dadurch zu einer Reifung der Bindungsmuster und der Identität sowie zu einer Modifikation der inneren Objektbeziehungsmuster kommt. Dies wirkt sich auch auf die Gestaltung und den Umgang mit der äußeren Realität aus. Strukturell wirken hier:

- die Integration bisher voneinander getrennt gehaltener Anteile (Mental States, Subjekt- und Objektaspekte, Affekte) des Patienten,
- die haltende Beziehung, die einen Containment-Prozess in Gang setzt.

Durch diese emotional neue Erfahrung kommt es zu einem Umbau der inneren Welt.

Die Störung des stationären Patienten zeigt sich – neben Problemen mit der Beziehungs- und Emotionsregulation – besonders in Konflikten und Defiziten im Umgang mit der äußeren Realität. Auch die Rangreihe der wichtigen Themen, die in der „Checkliste" festgehalten werden (vgl. Abschnitt 2.3.2.2) ist eng an der äußeren Realität orientiert. Unter äußerer Realität verstehen wir dabei den Komplementärbereich zur inneren Realität. Hierzu gehören die Dimensionen:

- Gesundheit (Ernährung, Körperpflege, Schlaf und Bewegung),
- Wohnen, Beschäftigung (Ausbildung oder Beruf),
- soziales Leben (Liebesbeziehungen, Freundschaften) und Freizeitgestaltung.

In der stationären Psychotherapie befinden sich die Patienten häufig in einer desolaten sozialen Situation, sodass dem Umgang mit der äußeren Realität eine besondere Bedeutung zukommt.

Supportiver Modus

Im supportiven Modus fokussieren das Pflegeteam und der Bereich der Sozialarbeit auf den konstruktiven Umgang des Patienten mit der äußeren Realität und stärken das Ich des Patienten im Umgang mit dieser. Supportive Interventionen – die nicht zu den im ambulanten Setting üblichen TFP-Techniken gehören, aber im stationären Rahmen üblich sind – umfassen Klärung, Konfrontation, Spiegelung, Stärkung, Warnungen, konkreten Rat, das Training von Fertigkeiten (Skills) und die Förderung der Umsetzung des Gelernten (z. B. „Hausaufgaben“, Verabredungen, Tagesstruktur, Selbstinstruktionen, Stabilisierungsübungen). Sie sind hier nicht als eine Abweichung vom explorativ-übertragungsfokussierten Modus zu verstehen, sondern als eine eigene, notwendige, ergänzende und komplementäre Art des Intervenierens im stationären und teilstationären Bereich.

Dadurch soll es zu einer Stabilisierung des Patienten mit einer direkten Verbesserung der Lebensbewältigung kommen. Strukturell wirken hier: Modelllernen, Identifikation und Stärkung des Ich. Dadurch kommt es zu einer Modifikation und Stärkung der Abwehr auf einem reiferen Niveau.

5.9.2.3 Einbezug von Skillstraining und Psychoedukation

Neben der TFP werden oder können Bestandteile aus anderen Therapieverfahren genutzt werden. Die Integration solcher Elemente sollte im Team vor dem Hintergrund des Gesamtkonzeptes der Station reflektiert werden.

Psychodynamisches Arbeiten und verhaltenstherapeutische Techniken lassen sich dann gut kombinieren, wenn das gesamte Team mit beiden methodischen Zugängen genügend vertraut ist und die jeweils andere Therapiemethode nicht entwertet wird (sonst besteht die Gefahr von Spaltungen oder Machtkämpfen).

Psychoedukative Interventionen zur Verbesserung der Selbstregulation und Selbstberuhigung

In vielen Fachkliniken ist es inzwischen üblich, dass insbesondere das Pflegepersonal mit den Patienten psychoedukative Gruppen abhält, in denen Fertigkeiten zur Stressregulation, Emotionsregulation, Selbstberuhigung und sozialen Kompetenz gelehrt werden (Rentrop et al., 2006). Dies hilft Patienten dabei, auch in Abwesenheit von Teammitgliedern Möglichkeiten zur Selbstregulation und Selbstberuhigung zu haben und damit die eigenen Impulse besser regulieren zu können. Skillstraining und das damit verwandte Achtsamkeitstraining hilft dem Patienten vor allem in der Anfangsphase einer TFP-orientierten Therapie, sich selbst zu zentrieren, nicht direkt in Handlung und Agieren treten zu müssen und das Gefühl von eigener Kompetenz und Bewältigung und damit von Selbstverantwortung zu haben.

Der Umgang des Patienten damit – also beispielsweise die Ablehnung der Anwendung von Skills – wird vor dem Hintergrund des psychodynamischen Krankheitskonzeptes in den übertragungsfokussierten Einzeltherapiesitzungen aufgegriffen und dort zunächst zu klären versucht.

Hinsichtlich des Umgangs mit dem nicht seltenen Fall der Verweigerung, erlernte Skills anzuwenden, zeigt sich die zwingende Notwendigkeit eines gemeinsam geteilten psychodynamischen Krankheitskonzeptes. Dabei ist es wichtig, die sich im Hier-und-Jetzt der therapeutischen Beziehung zur pflegerischen Bezugsperson manifestierende negative Selbst-Objektbeziehung in den Fokus zu nehmen. Allein das wiederholte Durcharbeiten aller reaktivierter internalisierter Beziehungsmuster – vor allem auch der negativen und destruktiven – führt zu einer Integration und Reifung der Persönlichkeitsstruktur.

Im Unterschied zu zahlreichen anderen Verfahren sieht die TFP keine eigentliche *Psychoedukation* vor. Der Grund dafür liegt zum einen darin, dass davon ausgegangen wird, dass der Patient sein Störungsbild (durch eine strukturelle Stabilisierung als Folge der Behandlung) ganz oder weitgehend verlieren kann; zum anderen sollte vermieden werden, eine Pseudoidentität (etwa als „Bordi", wie man es häufiger in entsprechenden Foren oder Selbsthilfegruppen finden kann) zu fixieren. Dies bedeutet jedoch natürlich nicht, dass keine hilfreichen Antworten auf die Fragen von Patienten gegeben werde sollten.

5.9.2.4 Pharmakotherapie

Die pharmakotherapeutische Behandlung von Patienten mit einer Borderline-Störung sollte aktuellen Leitlinien entsprechen (DGPPN, in Vorb.). Ergebnisse aus einer Übersichtsarbeit zur Pharmakotherapie bei Borderline-Störungen weisen zum einen auf einen erheblichen Mangel an randomisiert-kontrollierten Studien hin und betonen zum anderen die fehlende wissenschaftliche Grundlage für die klinische Praxis der Pharmakotherapie bei BPS (Stoffers-Winterling et al., 2020). Die Wirksamkeit von Psychopharmaka bei BPS ist somit größtenteils wissenschaftlich nicht belegt und basiert überwiegend auf Beobachtungen und Erfahrungen aus der psychiatrischen Praxis. In der Regel wird lediglich eine zeitlich begrenzte phar-

Empfehlung zur pharmakologischen Behandlung

makologische Behandlung von Spitzensymptomen und komorbid auftretenden Symptomen empfohlen (Euler et al., 2018; Stoffers & Lieb, 2011; S3-Leitlinie Borderline-Persönlichkeitsstörung [DGPPN, in Vorb.]). Bei der Verschreibung von Psychopharmaka bei BPS sollte darauf geachtet werden, dass es nicht zur Dauermedikation sowie zur Polypharmakotherapie kommt.

Erscheint eine pharmakologische Behandlung während eines stationären Aufenthalts indiziert, sollten deren Bedeutung für den Patienten sowie mögliche Auswirkungen auf das Übertragungs- und Gegenübertragungsgeschehen im Rahmen der Einzel- oder Gruppentherapie untersucht werden.

Fazit: Eine stationäre TFP-Behandlung ermöglicht eine Komplexität der Behandlung, auch durch die Spezialtherapien. Psychoedukative Elemente können ebenfalls einbezogen werden. Im Rahmen der üblichen, aber rein symptomatologisch orientierten Pharmakotherapie sind psychodynamische Aspekte gut beobachtbar und deshalb nutzbar.

6 Komorbiditäten und Untergruppen

Mehr als die Hälfte der Patienten mit BPS weisen komorbid andere psychische Störungen auf (Tomko et al., 2014). In der Regel finden sich affektive Störungen, Angststörungen, Substanzmissbrauch, posttraumatische Störungen und weitere Persönlichkeitsstörungen bzw. -akzentuierungen.

Umgang mit komorbiden psychischen Störungen

Wenn die Behandlung der Persönlichkeitsstörung aufgrund einer schwerwiegenden Ausprägung einer komorbiden psychischen Störung behindert wird, dann erscheint eine primäre Behandlung der Komorbidität indiziert. Erweist sich die komorbide Symptomatik als nicht vordergründig, kann trotz Komorbidität eine stationäre TFP-Behandlung erfolgen. In jedem Fall sollte es zu keiner Vernachlässigung der komorbiden Symptomatik bei Persönlichkeitsstörungen kommen.

Einige der komorbiden Zusatzdiagnosen oder Symptome führen zu ausgesprochen relevanten Implikationen für die Behandlung. Im Folgenden sollen dafür, weit entfernt von dem Anspruch auf Vollständigkeit, einige relevante Punkte kurz beleuchtet werden.

6.1 Bulimisches und anorektisches Verhalten

Grundsätzlich kann bis zu einem gewissen Schweregrad eine Essstörung analog anderer regulativer Symptome, wie etwa selbstverletzendes Verhalten, betrachtet und behandelt werden. Aus psychodynamischer Sicht sind Verhaltensauffälligkeiten in der Regel als (allerdings relevante) Epiphänomene zu betrachten, und die Erfahrung lehrt, dass sich die Symptomatik auch ohne starke Fokussierung dann verändert, wenn die Beziehung trägt und die Behandlung greift. Symptome sind in gewisser Weise immer auch Surrogate für Beziehungen.

Patienten sollten während des Aufenthalts nicht weiter abnehmen und offen über die Symptomatik berichten. Gerade bei bulimischem Verhalten spielen Scham und Heimlichkeit eine große Rolle.

Überweisung in ein spezialisiertes Setting bei Essstörungen

Patienten, die aufgrund der Essstörung kognitiv und körperlich nicht mehr in der Lage sind, an der Therapie teilzunehmen, sollten primär in einem spezialisierten Setting für Essstörungen behandelt werden. Eine zu ausgeprägte Essstörung kann kognitive Fähigkeiten so weit einschränken, dass eine einsichtsorientierte Psychotherapie zunächst nicht mehr möglich ist.

Hilfreich kann es jedoch gelegentlich sein, wenn Patientinnen mit Essstörungen zusätzlich zum stationären Angebot (Gruppen etc.) noch eine Essbegleitung erfahren. Beispielsweise isst die Patientin in Begleitung einer Pflegefachfrau, die mit ihr während des Essens aufkommende Gedanken und Gefühle besprechen kann und auch verhindert, dass nur sehr selektiv gegessen oder direkt nach dem Essen erbrochen wird. Somit ist eine Essbegleitung, soweit dies Kapazitäten zulassen, als Ergänzung zu einer stationären TFP-Behandlung denkbar.

6.2 Alkoholmissbrauch und Alkoholabhängigkeit

Priorisierung der Behandlung einer Alkoholabhängigkeit

Seit den Studien von Stone (1990) konnte gezeigt werden, dass eine zusätzliche Alkoholerkrankung die Prognose einer Borderline-Störung entscheidend negativ beeinflusst, wenn die Alkoholkrankheit nicht zunächst behandelt wird.

In vielen Fällen gelingt es, den übermäßigen Alkoholkonsum ohne spezifisches Therapieprogramm zu reduzieren, zumal nicht wenige Borderline-Patienten darüber berichten, dass sie im Grunde eine Aversion gegen den Alkohol haben.

In selteneren Fällen kann eine Vorbehandlung auf einer alkoholspezifischen Station oder Einrichtung zur Entgiftung und Entwöhnung notwendig sein, wenn ein Patient bereits somatische Folgen der Alkoholkrankheit aufweist (Fettleber etc.).

Gelegentlich kann auch im Rahmen des Gesamtbehandlungsplans die Teilnahme an einer alkoholspezifischen Gruppe (Anonyme Alkoholiker) sinnvoll sein, wobei auch hier gilt, dass nicht für alle Patienten eine streng abstinenzorientierte Ausrichtung notwendig ist, geht es doch im Allgemeinen bei diesen Patienten um Kontrolle (von beispielsweise Anspannungen und damit auch von Suchtmitteln).

Das Dargelegte gilt im Prinzip auch für andere Suchtmittel (wie Cannabis), wobei der Illegalität von Substanzen, mit denen sich der Patient auch sozial gefährdet, Rechnung getragen werden sollte.

6.3 Polytoxikomanie und Gebrauch illegaler Substanzen

Im Grundsatz wird der Gebrauch illegaler Substanzen wie jedes andere Symptom gewertet. Die Tendenz, Patienten mit Substanzmissbrauch besonders streng zu behandeln (Entlassung etc.), sollte immer in seiner Gegenübertragungsdimension betrachtet werden. Grundsätzlich ist es aber wichtig, dass Patienten über Suchtdruck oder Konsumereignisse berichten und diese nicht aus Scham verschweigen, weil nur so die Auslöser und Dynamiken verstanden werden können. Dass nicht wenige Patienten ihre Konsumereignisse verschweigen, hat oft mit der Beschämung bzw. Über-Ich- und narzisstischen Problematik dieser Patientengruppe zu tun, aber auch mit Vorerfahrungen in rigide geführten Kliniken.

Notwendigkeit der offenen Kommunikation über Suchtdruck und Konsum während der Behandlung

Entscheidend für das Behandlungsteam ist es, zu beurteilen, ob die Abhängigkeitserkrankung zunächst einer eigenen Behandlung bedarf oder nicht. Ein weiteres Thema stellt die psychotherapeutische Arbeit mit substituierten Patienten dar. Es kommt nicht selten vor, dass Patienten mit Persönlichkeitsstörungen gleichzeitig eine Methadon-Substitution, eine Low-Dose-Benzodiazepin-Substitution und ein Amphetaminderivat (etwa Methylphenidat) erhalten. Derartige ärztlicherseits verordnete Medikationen dienen der Stabilisierung und zudem der Befähigung, z. B. an Therapien teilzunehmen. Sofern diese Indikation nachvollziehbar ist, soll die Medikation natürlich fortgeführt werden.

6.4 PTBS – Komplexe PTBS

Traumatisierung und BPS

Borderline-Patienten, die keine Form der Traumatisierung erlitten haben, sind eher die Ausnahme (de Aquino Ferreira et al., 2018; Frías & Palma, 2015; Jowett et al., 2019). Bis heute gibt es keinen eindeutigen wissenschaftlichen Nachweis über die ätiopathogenetischen Mechanismen, die der hohen Komorbidität zwischen BPS und PTBS zugrunde liegen (Frías & Palma, 2015). Während einige Wissenschaftler die Borderline-Störung als chronisch komplexe Posttraumatische Belastungsstörung sehen und die meisten Schwierigkeiten auf die Traumatisierungen zurückführen, sehen andere in der traumatischen Problematik eher eine zusätzliche Dimension denn die zentrale Erklärung (s. hierzu Sack et al., 2013).

Traumatisierungen selbst und deren Erleben und Erinnern durch betroffene Patienten sind für die Behandlung von hoher Relevanz. Bisherige Studien weisen auf eine schwerwiegendere Psychopathologie und ausgeprägte psychosoziale Einschränkungen bei BPS-Patienten mit einer komorbiden PTBS hin (Frías & Palma, 2015).

Sollten Symptome der PTBS so stark im Vordergrund stehen, dass eine Arbeit in der Übertragung massiv erschwert wird, erscheint es zweckmäßig, eine klare PTSB-Symptomatik mit traumaspezifischen Therapiestrategien zu fokussieren, weshalb ggf. eine Behandlung in einem traumatherapeutischen Setting vorgezogen werden sollte.

Überlegungen in Bezug auf eine trauma-spezifische Behandlung

Ist die PTBS-Symptomatik nicht vordergründig, kann eine Traumabearbeitung im Verlauf der Behandlung erfolgen (Dulz & Jensen, 2011). Zum Beispiel stellt eine Dissoziationsneigung bei einer Gruppe von traumatisierten Patienten mit BPS nicht selten eine Herausforderung in der Behandlung dar. Die Tendenz, etwa in Therapiesitzungen zu dissoziieren, kann auch als eine Form des Widerstands verstanden werden, um nicht mit schmerzhaften Themen in Berührung zu kommen. Bezugspflege und Therapeuten sollten diese Möglichkeit in Betracht ziehen und die dissoziative Symptomatik in der Übertragung zum Therapeuten klären.

Im stationären Rahmen der TFP können spezifische traumatherapeutische Elemente in das Therapieangebot, z. B. in Form einer Imaginationsgruppe, integriert werden, gehören jedoch nicht zu den TFP-Interventionen der Einzel- und Gruppentherapie.

6.5 Narzisstische Persönlichkeitsstörungen

Die Behandlung von narzisstischen Patienten im stationären psychotherapeutischen Setting folgt grundsätzlich den gleichen Rahmenbedingungen wie die von Borderline-Patienten: Es wird auch hier ein Behandlungsfokus gewählt und versucht, die innere Objektbeziehungsproblematik des Patienten in den interpersonellen und Übertragungsbeziehungen aufzuzeigen (vgl. Lohmer & Wernz, 2019). Patienten mit einer Narzisstischen Persönlichkeitsstörung und schweren antisozialen Tendenzen stellen jedoch eine Kontraindikation für eine stationäre TFP-Behandlung dar (Kernberg et al., 2008).

Kontra-indikation: schwere antisoziale Tendenzen

Patienten mit einer Narzisstischen Persönlichkeitsstörung sind u. a. deshalb so schwer zu behandeln, weil sie die (mehr oder weniger) unbewusste Fantasie haben, niemanden zu benötigen und selbst alles Gute in sich zu tragen. Sie sind dadurch in gewisser Weise entwertend und Therapie stellt für sie eine erhebliche Herausforderung dar; die Anerkennung einer Therapiebedürftigkeit bedeutet, dass man etwas vom anderen benötigt, dass dieser einem etwas geben müsste. Das kann bei narzisstischen Personen u. a. Neid oder Machtkämpfe aktivieren. Ein narzisstischer Patient verbringt z. B. den Anfang der Behandlung damit, dem Therapeuten eloquent zu „beweisen", dass die psychoanalytische Theorie falsch ist und er quasi alles dazu gelesen hat (was manchmal auch tatsächlich der Fall ist).

Schwierigkeiten in der Behandlung von Patienten mit Narzisstischer Persönlichkeits-störung

Maligner Narzissmus

Bei einer besonders schwer zu behandelnden, aber nicht seltenen Gruppe von Patienten liegt das Syndrom des sogenannten malignen Narzissmus vor. Es findet sich hier eine Kombination von schwerem grandiosem Narzissmus und Über-Ich-Pathologie (wie partiell antisoziales Verhalten und Unehrlichkeit). Es gibt jedoch keine durchgängige antisoziale oder psychopathische Einstellung und der Patient ist (etwa bei stark idealisierten Objekten) zu Loyalität in der Lage. Das Syndrom des malignen Narzissmus äußert sich dadurch, dass das therapeutische Angebot entwertet wird *(„Ich brauche dringend Hilfe, es geht um Leben und Tod bei mir; aber das, was ich hier bekomme, ist ja gar nichts!“)*, was bei Behandler oder Teams zu einer starken Gegenübertragung führt (etwa Ärger auf den Patienten, Insuffizienzgefühle, Resignation). Klinisch imponieren eine (durch nichts zu rechtfertigende) Arroganz, eine invasive Neugier und Pseudostupidität (Bion, 2013), ausbeuterisches Sozialverhalten (die Eltern finanzieren z. B. noch immer den 40-jährigen Sohn) und eine totale Schon-, Anspruchs- und Versorgungshaltung.

Negative therapeutische Reaktion

Bei narzisstischen Patienten, die äußerst sensitiv und kränkbar sind und gleichzeitig stark zu Projektionen neigen, kann es im Behandlungsverlauf zu einer negativen therapeutischen Reaktion kommen. Eine negative therapeutische Reaktion äußert sich z. B. darin, dass ein Patient auf keinen Fall mehr mit seinem Einzeltherapeuten weiter zusammenarbeiten möchte, sich auch von den anderen Bezugspersonen missverstanden fühlt und eine zunehmende Verweigerungshaltung bei Zunahme von dysfunktionalem Verhalten entwickelt, anstatt sich durch die Behandlung zu stabilisieren.

Im Rahmen einer stationären Behandlung kann die Bedeutung einer negativen Verstrickung mit einer einzelnen Person durch das multimodale Therapieangebot, durch zahlreiche Personen und deren Rollen, die weniger tiefgehende Regression durch die zeitliche Limitierung des stationären Aufenthalts oder durch das Korrektiv der Mitpatienten relativiert werden.

Bei einer negativen therapeutischen Reaktion ist es therapeutisch nicht empfehlenswert, das Verhalten des Patienten sowie die Dynamik zu deuten, da Patienten in dieser Situation dies erst recht als Provokation empfinden. Hilfreicher ist es, zunächst einmal zu konstatieren, dass es diese schwerwiegende Störung gibt, dass offensichtlich die Bemühungen des Teams um den Patienten von diesem nicht als solche empfunden werden können und dass es schwierig geworden sei, wieder in eine hilfreiche Arbeitsbeziehung zurückzukehren. Dann sollte – ohne gegenseitige Schuldzuweisungen – versucht werden zu verstehen, was zu dieser Situation geführt hat.

Hinweise zur stationären Psychotherapie bei einer Narzisstischen Persönlichkeitsstörung

Es sollen nun kurze Hinweise gegeben werden, auf welche Punkte in der stationären Psychotherapie bei Patienten mit einer Narzisstischen Persönlichkeitsstörung besonders geachtet werden muss:

- Bei dieser Patientengruppe kann der Leidensdruck, der sie in die Klinik brachte (z.B. nach einer Trennung), relativ schnell wieder verschwunden sein und die Patienten haben keinen guten Zugang mehr zu ihren „damaligen" Schwierigkeiten.
- Die hohe Anspruchshaltung narzisstischer Patienten kann dazu führen, dass das Behandlungsangebot als unzureichend erlebt oder entwertet wird: Die Patienten sind u.U. sehr kränkbar und fühlen sich missverstanden.
- Es sollte dabei nicht übersehen werden, dass es auch Frauen gibt, die ausgeprägte narzisstische Züge haben, die jedoch manchmal verborgen oder „pseudoaltruistisch" sein können (Dammann, 2012b).
- Die Gegenübertragungsreaktionen der Teams und der Mitpatienten (besonders bei den männlichen Narzissten) können leicht in Richtung von Ärger und Ablehnung gehen und müssen als solche verstanden werden.
- In den Gruppentherapien sind die Patienten nicht selten stark dominierend. Aufgabe der Gruppentherapeuten ist es, diese einfühlsam und taktvoll zu begrenzen, damit auch andere Patienten genügend Raum erhalten können.
- Geraten diese Patienten in Gruppenprozessen in eine Außenseiterposition, dann besteht die nicht einfache Aufgabe der Therapeuten darin, sich weder mit diesem Patienten vor den anderen zu solidarisieren noch sich mit der Position der Majorität zu identifizieren und so zuzulassen, dass der Patient sich noch stärker isoliert fühlt.

6.6 Antisoziale Persönlichkeitsstörung

Insgesamt gibt es nur sehr wenige Studien und Kasuistiken, die der Frage der psychotherapeutischen Behandelbarkeit von Patienten mit Antisozialen Persönlichkeitsstörungen nachgehen (Dulz et al., 2017; Gibbon et al., 2020). Einerseits ist die Abgrenzung zwischen kriminellen Handlungen und Antisozialer Persönlichkeitsstörung nicht immer klar zu bestimmen; andererseits handelt es sich bei der Gruppe der Antisozialen Persönlichkeitsstörungen, die in der ICD- und DSM-Klassifikation sehr verhaltensnah definiert wird, vermutlich um eine heterogene Sammelkategorie von ganz unterschiedlichen Störungsbildern.

Bedeutung einer ausführlichen Anamnese antisozialer Verhaltensweisen

Nach Kernberg et al. (2008) stellt eine Antisoziale Persönlichkeitsstörung eine Kontraindikation für eine TFP-Behandlung dar, antisoziale Tendenzen bei Patienten auf einem BPO-Niveau jedoch nicht grundsätzlich. Daher ist eine ausführliche Anamnese des antisozialen Verhaltens vor der stationären Aufnahme dringend notwendig. Kernberg versteht unter einer Antisozialen Persönlichkeitsstörung eine Extremvariante des malignen Narzissmus, d.h. eine extreme Form von Ich-Bezogenheit, Identifikation mit einem aggressiv besetzten Selbstkonzept und chronischer Dissozialität, mit beschränkter oder fehlender Fähigkeit zur Reue oder zur Wiedergutmachung, die näher an der Psychopathie zu verorten ist (siehe Dammann & Yeomans, 2016).

Bedeutung der Qualität der Objektbeziehungen

Für eine psychotherapeutische Behandlung von Patienten mit antisozialem Verhalten erscheint es besonders wichtig, dass die Qualität der Objektbeziehungen es erlaubt, vertrauensvolle Beziehungen einzugehen und die Identifikation mit einer kriminellen Seite beurteilt wird. Unter der Gruppe der Antisozialen gibt es solche, die mehr als impulsive Persönlichkeiten beurteilt werden können (mit besserer Prognose), und solche mit destruktivem Narzissmus und fehlender Empathie für andere (mit schlechterer Prognose). Schließlich gibt es auch antisoziale Züge bei Borderline-Patienten im engeren Sinn (Dammann & Dulz, 2016).

Fazit: Eine sorgfältige Diagnostik komorbider psychischer Störungen ist bei der Behandlung von Patienten auf BPO-Niveau wichtig. Steht die Symptomatik einer komorbiden Störung so weit im Vordergrund, dass die TFP-Behandlung behindert wird, ist die Indikation für eine störungsspezifische Behandlung der komorbiden Störung sorgfältig zu prüfen.

7 Komplikationen

7.1 Besonderheiten des stationären Settings

Stationäre Psychotherapie ist ein komplexes soziales System, in dem unterschiedliche Berufsgruppen und Hierarchieebenen unter dem Einfluss von gesetzten Rahmenbedingungen mit einer Patientengruppe über eine begrenzte Zeit hinweg zusammenarbeiten.

Neben der Notwendigkeit der intensiven Zusammenarbeit zwischen dem Einzeltherapeuten, der pflegerischen Bezugsperson, den Spezialtherapeuten, dem Sozialarbeiter – also aller Mitglieder des Teams – insbesondere im Rahmen der Aktivierung negativer Selbst-Objektbeziehungen stellt die Konsensfindung mit dem Gesamtteam bei therapie-, selbst- oder fremdschädigendem Verhalten, mit dem bei dieser Patientengruppe häufig zu rechnen ist, eine besondere Herausforderung dar.

Umgang mit dysfunktionalem Verhalten während der stationären Behandlung

Passive und aktive destruktive Verhaltensweisen werden auch in der stationären TFP von Beginn an aufgegriffen. Selbst- oder therapieschädigendes Verhalten hat Priorität und wird entsprechend immer thematisiert – auch in der Gruppentherapie. Das bedeutet aber weder, dass sofort eine negative Konsequenz erfolgt, noch, dass das gleiche therapieschädigende Verhalten verschiedener Patienten immer auf dieselbe Weise beantwortet wird. Der Umgang mit dysfunktionalem Verhalten im Rahmen der Behandlung wird vor dem Hintergrund der innerpsychischen Situation des Patienten sowie in Abstimmung mit dem bisherigen Therapieprozess (Motivation) im gesamten Behandlungsteam möglichst im Konsens festgelegt.

Das ist für die Mitpatienten teilweise anspruchsvoll. Es kann durchaus sein, dass ein wiederholtes Alkoholkonsumereignis bei einem Patienten zu einer Therapiebeendigung führt, bei einem anderen jedoch nicht. Immer gilt das Prinzip: Die Patienten sind Individuen und erhalten eine auf sie abgestimmte Behandlung.

Im Unterschied zum ambulanten Setting findet die Therapie im stationären Setting gleichsam in zwei Systemen statt:

1. Im System der therapeutischen Beziehungen, in der die Bedeutung von Rahmen- und Regelverletzungen auf der Übertragungsebene untersucht wird.
2. Im administrativen System, in dem die Aufrechterhaltung von Ordnung und Regeln geschieht und die Regelverletzungen thematisiert und sanktioniert werden.

In jedem Fall sollten zwei Gefährdungen beachtet werden: das Verschließen der Augen vor Regelverstößen und damit die Einladung zum Agieren sowie eine rigide Verfolgung von Regelverstößen, bei der die Untersuchung der Beziehungsbotschaft und des Übertragungsgehaltes des Agierens zu kurz kommt. Sanktionen bei Regelverstößen sollten in einer möglichst nicht strafenden Weise erfolgen.

Obwohl es im Rahmen einer störungsspezifischen Behandlung mit klarer Behandlungstechnik überwiegend zu einer Stabilisierung der therapeutischen Beziehung kommt, dauert die Dysfunktionalität bei nicht wenigen Patienten (auch nach der stationären Therapie) weiterhin an, was die Arbeits- und insbesondere Beziehungsfähigkeit und auch das Inanspruchnahmeverhalten (Kriseninterventionen, stationäre Behandlungen trotz ambulanter Therapie etc.) für psychosoziale Hilfen anbelangt.

Behandlungsschwierigkeiten im stationären Setting

Zu den Schwierigkeiten während einer stationären Behandlung gehören u. a.:

- Der Behandlungsrahmen bleibt instabil, die Therapie oszilliert zwischen ständiger Krisenintervention und Psychotherapie.
- Der Patient hat einen rein kognitiven Zugang zu seinen Schwierigkeiten (er kann vieles benennen, ohne dass dies jedoch zu Veränderungen geführt hätte).
- Es liegt eine tiefere Identifikation des Patienten mit einem pathologischen Selbstkonzept vor.
- Es gibt keine oder kaum Veränderung (Arbeit, Beziehungen) im realen Leben des Patienten (Therapie dient teilweise als Selbstzweck).
- Der Patient und der Therapeut beschäftigen sich nicht mit den wirklich relevanten Problemen (Trivialisierungen in der Behandlung).
- Formen der Gegenübertragung werden vom Therapeuten nicht als solche erkannt, sondern agiert.
- Negative therapeutische Reaktionen prägen die Behandlung *(„Sie helfen mir ja doch nicht!“)*. Auch erfahrene Therapeuten tun sich schwer, mit „Feindseligkeit“ ihrer Patienten umzugehen (Strupp, 1993).
- Starkes Agieren findet außerhalb oder innerhalb der Therapie statt.
- Die Therapie wird konsumiert, führt aber nicht zu internalisierenden Veränderungen. Die Therapie fokussiert auf die Bewältigung von Alltagsproblemen und nicht auf die tieferliegende Problematik.

- Es entsteht keine Stabilisierung, die eine eigentliche Psychotherapie ermöglichen würde.

Gefahren einer langen stationären Behandlung

Längere stationäre Behandlungen beinhalten die Gefahr, dass jene Schwierigkeiten, die in sozialen Situationen auftreten, oft nicht richtig bearbeitet werden können, da sich der Patient im Schutz der Klinik befindet. Durch einen längeren Aufenthalt werden zudem manchmal die noch intakten Funktionen (Arbeitsplatz, Partnerschaft) gefährdet. Auch wegen der Regressionsgefahr müssen (längere) stationäre Aufenthalte sorgfältig geplant werden.

7.2 Agieren

Definition des Begriffs Agieren

Der Begriff Agieren wird häufig für Formen von unerwünschtem, aber unbewusstem Verhalten verwendet. Agieren ist zwar auch eine Form, seelisches Verstehen zu behindern (Wiederholung von Erlebtem, was vertraut erscheint, und Widerstand), aber es ist auch eine Form der szenischen Kommunikation. Letztlich resultiert Agieren aus zunächst unbewussten Intentionen, die in der Therapie bewusstgemacht werden sollten. Zum Agieren und Mitagieren gehören Patient und Therapeut (Enactment).

Generell wird Agieren als eine Form des Handlungsdialogs verstanden, bei dem ein bewusstes oder unbewusstes Handeln dazu dient, einen unaushaltbaren inneren Zustand durch eine Handlung im Außen zu beseitigen. So kann der innere Zustand „kontrolliert" werden. Agieren wird oft z.B. als Ultimatum präsentiert („Wenn das nicht geschieht, dann breche ich die Behandlung ab").

Wechsel der Bezugsperson oder des Einzeltherapeuten

Gelegentlich kommt es vor, dass der Patient den dringlichen Wunsch äußert, seine Bezugsperson oder seinen Einzeltherapeuten wechseln zu wollen. Dies kann nach einer als Kränkung erlebten Sitzung erfolgen oder weil der Patient das Gefühl hat, dass er mit dem Geschlecht seiner Bezugsperson oder mit seinem Einzeltherapeuten nicht klarkommt oder weil eine andere Person im Team stark idealisiert wird. In der Regel sollte versucht werden, diesen Wunsch in der Übertragung zu analysieren, was in den meisten Fällen gelingt. Sehr selten wird in begründeten Fällen dem Therapeutenwechselwunsch nachgegangen – dann bringt meist der Wechsel auch einen positiven Behandlungseffekt. Nicht einfach ist die Situation, wenn der Patient – etwa bei einer tatsächlich noch unerfahrenen Bezugspflege oder einem unerfahrenen Einzeltherapeuten – Schwächen bemerkt und benennt. Es kann dann weder darum gehen, alles auf die innere Dynamik des Patienten zu „schieben", noch darum, ihm einfach beizupflichten und mit Handlung zu reagieren. Hier ist natürlich mit dem betreffenden Mitarbeiter zu sprechen, der nicht selten durch einen Patientenwechsel erleichtert ist.

Ein anderes Beispiel für die Notwendigkeit einer Absprache im Team: Eine Pflegekraft im Nachtdienst, die in der Vergangenheit einmal einen Suizid auf Station erlebt hatte, zeigte deshalb ein extrem ängstliches und kontrollierendes Verhalten in der Nacht (teilweise die Patienten störende Kontrollgänge). Dieses Verhalten rief bei den einen Patienten starken Ärger hervor (Bevormundung etc.), während es bei den anderen Patienten starke Sympathie auslöste (echtes Interesse und konkretes Kümmern).

7.3 Suizidalität und geschlossene Stationen

Suizidalität oder parasuizidales Agieren?

Dulz und Schneider (1995, 1999, S. 32 f.) führen aus: „Alle Personen, die mit Borderline-Patienten arbeiten, werden immer wieder mit der Frage konfrontiert, ob es sich bei autoaggressivem Verhalten um ein parasuizidales Agieren – beispielsweise der ‚Erpressung' eines Mehr an Zuwendung – oder um eine reale Suizidalität handelt. Diese Frage lässt sich präzise nie beantworten. Wichtig ist es aber, immer wieder diesen Versuch zu unternehmen. Bei akuter Suizidalität muss geprüft werden, ob eine Aufnahme bzw. Verlegung auf eine geschlossene Station nötig ist; das führt dann allerdings zu einer Unterbrechung oder gar Beendigung der bisherigen therapeutischen Beziehung. Genau dieses kann von dem Patienten aber auch unbewusst angestrebt worden sein, indem er durch suizidales Agieren unter anderem der Erfahrung auszuweichen sucht, dass doch tragfähige Beziehungen möglich sind. Das Zulassen einer solchen Erfahrung brächte es ja für den Patienten mit sich, seine bisherigen Erfahrungen zu hinterfragen und sein bisheriges Lebenskonzept in Frage stellen zu müssen."

Stationäre Einweisungen

Auch verändert hat sich der Umgang mit schwer suizidalen Krisen. Bis vor etwa zehn Jahren wurden diese Patienten oft – auf freiwilliger Basis oder mit Gerichtsbeschluss – auf geschlossene Stationen gebracht. Dabei besteht die Gefahr einer Retraumatisierung durch Verlust der Autonomie, gepaart mit dem Zwang mancher sehr oft missbrauchter und misshandelter, aber immer emotional vernachlässigter Patienten, sich in mit dem Trauma vergleichbare Situationen zu bringen – vergleichbar mit einem Aufrechterhalten eines Täterkontakts. Dies führte dazu, dass diese Patienten immer wieder Situationen herstellten, die zu einer erneuten Unterbringung führten und auch weiterhin führen. Zu betonen ist auch, dass zu frühe, zu häufige oder zu wenig indizierte stationäre Einweisungen häufig zu einer Chronifizierung des suizidalen Verhaltens bei Borderline-Patienten führen (Bohus & Remmel, 2004). Heute sollte ernsthaft überlegt werden, ob ein

Patient bei suizidalem Agieren nicht besser entlassen bzw. nicht aufgenommen werden sollte, um eine „Fixierung“ auf dieses selbstschädigende und therapieverhindernde Verhalten zu unterbinden.

Offen geführte Krisenstationen

Demzufolge – und auch unter Berücksichtigung der Tatsache, dass eine geschlossene Tür einen Suizid nicht verhindern kann, eine gute therapeutische Beziehung hingegen viel eher – sind offen geführte Kriseninterventionen zu empfehlen. Wolfersdorf (2008) benennt vier Grundprinzipien der Suizidprävention. An erster Stelle steht die „Beziehung“ („Sicherung durch Beziehung“); danach folgen Diagnostik/Einschätzung der Suizidalität, Fürsorge/Management der Situation und Therapie der Krise.

Grundprinzipien der Suizidprävention

Dennoch gibt es immer wieder Borderline-Patienten, die (kurzfristig) einer geschlossenen Station bedürfen und bei denen das Überleben womöglich der zentrale Therapieerfolg wäre. Der Grat zwischen Progression und antitherapeutischem Sicherheitsdenken ist dann extrem schmal: Geschlossene Unterbringung (und Fixierung umso mehr) bedeutet Zuwendung und verstärkt das zuwendungsrelevante Verhalten (hier: suizidales Verhalten). Die Vermeidung dieser Maßnahme bedeutet die Chance auf Veränderung, aber stets um den Preis des Risikos, dass der Patient einen Suizidversuch unternimmt, um – meist unbewusst intendiert – das Personal zu „zwingen“, sich vermehrt zuzuwenden. Hohe Sicherheit bedeutet letztlich eine Schädigung des Patienten, weil er dadurch lebenslang „psychisch invalide“ bliebe.

7.4 Time-out und Behandlungsabbruch

Bedeutungen von Therapiepausen und Therapieabbrüchen

Time-out (zeitlich begrenzte Herausnahme aus dem therapeutischen Prozess) sowie ein Abbruch der Behandlung durch das Behandlungsteam können unterschiedliche Bedeutungen haben: eine berechtige Maßnahme des Teams in Therapiekrisen oder eine Form des Enactments und somit eine Form von unreflektiertem Gegenübertragungsagieren.

Somit wird deutlich, dass vor der Anwendung dieser Maßnahmen stets eine sorgfältige Untersuchung der Motivation seitens des Teams erfolgen muss. Man muss sich hierbei fragen, ob es sich nicht um eher sanktionierende oder pädagogische Interventionen handelt. Ein Time-out erscheint sehr selten eine probate Lösung. Stattdessen sollten die Schwierigkeiten mit dem Patienten offen geklärt und angegangen werden (Ist der Suchtdruck zu stark? Ist die Motivation noch nicht ausreichend?).

Möglicherweise führt die stark psychotherapeutische und die Autonomie der Patienten betonende Haltung heute teilweise dazu, dass Patienten in ihrer „Psychotherapiefähigkeit" etwas überschätzt werden. Dies kann dann bei Ausbleiben von Erfolgen wiederum zu Enttäuschungsreaktionen in Teams führen.

Konstruktiver Umgang mit einem Behandlungsabbruch

Auch bei einem Behandlungsabbruch seitens des Patienten sollte konstruktiv damit umgegangen und mit dem Patienten ein sich anschließendes ambulantes Setting besprochen werden. Auch das Angebot einer Vorstellung für eine erneute stationäre Behandlung sollte gemacht werden, allerdings ohne rigide einen Terminvorschlag zu machen, damit der Patient seine (Pseudo-)Autonomie bewahren kann. Generell bekommt ein Patient bei nicht erfolgreicher Therapie ein Wiederaufnahmeangebot; manche Patienten brauchen mehrere „Anläufe".

Grundsätzlich sollten das Team und die Behandler eine Haltung aufrechterhalten, die mit der von „idealen" Eltern (Winnicott verwendet hier den Begriff „good enough", eine versöhnliche Formulierung ohne unrealistische Anforderungen) verglichen werden kann, auch wenn es zu therapeutischen Grenzsetzungen oder anderen schwierigen Entscheidungen kommt.

7.5 Umgang mit problematischem Verhalten von Patienten

Immer wieder wird der Alltag auf Stationen durch hoch pathologisches und manchmal geradezu antisoziales Verhalten Einzelner oder einer Subgruppe von Patienten erschwert bis verunmöglicht (dazu auch Dammann & Dulz, 2016). Insbesondere zwei Varianten sind zu erwarten: extreme Verstrickung von zwei Patienten und kriminelles Verhalten.

Extrem miteinander verstrickte Patienten

Zwei Patienten können extrem miteinander verstrickt sein, sei es bei Verliebtheit, sei es nach Verliebtheit – sprich Trennung –, sei es nach einer dem Team nicht bekannten gemeinsamen Vergangenheit. Zunächst ist eine Klärung der Situation anzustreben. Wünschenswert wäre eine Klärung, die die Patienten selbst erfolgreich meistern. Das wird oft nicht möglich sein. Dann sind Gespräche der beiden beteiligten Patienten in Gegenwart der jeweiligen beiden Therapeuten erforderlich; erschwert wird dies, wenn beide denselben Therapeuten haben, was die zusätzliche Teilnahme der beiden Bezugspflegekräfte erforderlich machen kann. Wenn mehrere Klärungsversuche zu keiner Entlastung führen, kann es erforderlich sein, dass ein Patient entlassen werden muss, um nicht anhaltend die gesamte übrige Patientenschaft in ihrer eigenen Entwicklung zu hemmen. Hier hat es sich bewährt, jenen der beiden Patienten zu entlassen, der später als der andere auf der Station aufgenommen wurde oder (bei einem unauflösbaren Konflikt in der Psychotherapiegruppe) der später in die Gruppe gekommen ist. Somit wird aufgrund einer Tatsache, einem objektiven Datum, entschieden. Der entlassene Patient sollte ein Wiederaufnahmeangebot bekommen. Beiden beteiligten Patienten sollte der Vorgang genau erläutert werden.

Delinquenz

Kriminelles Verhalten von Patienten ist nicht so selten. Dieses reicht von Diebstahl über Dealen bis hin zu körperlichen Bedrohungen und Körperverletzungen durch einen oder auch mehrere Patienten. Delinquentes Verhalten sollte stets zur Entlassung führen. Bei kleineren Vergehen kann eine Wiederaufnahme nach Durchführung eines Vorgesprächs möglich sein. Bei Bedrohungen von einem Teammitglied muss mit diesem ein gemeinsames Gespräch geführt werden und das Teammitglied muss mit einer Wiederaufnahme einverstanden sein.

7.6 Pathologische Regression

Jeder therapeutische Prozess beinhaltet eine Regression, die gewünscht ist, um frühe Erlebens- und Verhaltensmuster in der therapeutischen Beziehung sichtbar und bearbeitbar werden zu lassen. Wöller und Tress (2005) weisen bei stationärer Borderline-Therapie auf die Gefahr der nicht therapeutischen (pathologischen) Regression hin.

Umgang mit pathologischer Regression

Bei der pathologischen Regression geht es um eine Einengung des Verhaltensrepertoires mit dem (unbewussten) Ziel, einen Fortschritt in Richtung Autonomie und Selbstverantwortung zu verhindern. Eine pathologische Regression zeichnet sich durch die Entwicklung einer chronischen Passivität und Pseudostupidität aus, in der alles getan wird, um einen Status quo zu bewahren. Gerade in einem „dichten" therapeutischen Setting sowie durch eine Therapievereinbarung kann eine pathologische Regression vermieden werden – wenngleich dies manchmal auch nur durch eine zeitweise Entlassung mit dem Ziel einer Intervallbehandlung gelingt.

Fazit: Komplikationen im Rahmen der stationären Behandlung können entstehen durch Agieren des Patienten und Gegenagieren des Teams, Behandlungsabbrüche und Verstrickungen zwischen Patienten. Während pathologische Regression ebenfalls eine Komplikation darstellt, kann eine therapeutische Regression zu einem therapeutischen Fortschritt beitragen.

8 Supervision

Containment-Funktion der Supervision

Supervision ist ein essenzieller Bestandteil der Containment-Funktion der stationären Psychotherapie bei Borderline-Patienten, um die Toxizität der kontinuierlich in das Team projizierten abgespaltenen Affekte, Selbst- und Objektrepräsentanzen, Konflikte, Berichte über Traumatisierungen und andere emotional aufwühlende Momente aufnehmen, verarbeiten, ordnen und in geeigneter Form zurückgeben zu können.

Supervision hilft dem Team, arbeitsfähig zu bleiben und einen kontinuierlichen guten Kontakt zum eigenen psychischen Erleben, zur Wahrnehmung und Analyse der Gegenübertragung und zur Weiterentwicklung und Anpassung des Konzeptes zu leisten.

8.1 Interne versus externe Supervision

Interne Supervision

Bei der Supervision sollte zwischen *interner* und *externer* Supervision unterschieden werden.

Die *interne* Supervision durch Leitungskräfte, wie einen leitenden Psychologen, Oberarzt oder Chefarzt, dient der kontinuierlichen Reflexion von schwierigen Behandlungsfällen, der Klärung der gemeinsamen Teamarbeit, der Weiterentwicklung der Behandlungstechnik und der Ausbildung. In der internen Supervision vermitteln der Leiter bzw. erfahrenere Teammitglieder neueren Teammitgliedern die spezielle Arbeitsweise und das spezielle Verständnis einer Borderline-TFP-Station. Immer wieder gibt es dabei die Komplikation, dass sich Teammitglieder scheuen, vor ihrem eigenen Vorgesetzten über schwierige Situationen in der Behandlung zu sprechen – im Rahmen einer in der Regel regressiv-paranoiden Fantasie, dadurch schlecht beurteilt zu werden, oder aber auch aufgrund der realen ausgesprochen hierarchischen Situation der Klinik, die dann aber kaum eine psychotherapeutische Entwicklung der Mitarbeiter ermöglicht oder besser noch: fördert. Durch ein unterstützendes, wertschätzendes Verhalten und den offenen Umgang mit eigenen Behandlungsfehlern sollte es der Vorgesetzte den Mitarbeitern erleichtern, über eigene schwierige Behandlungssituationen zu sprechen. Genauso sollte aber klargestellt werden, dass es zur Aufgabe einer Psychotherapiestation gehört, Psychotherapie zu lernen bzw. schwierige Situationen durch interne Supervision besser zu bewältigen, und dass daher Offenheit und Offenlegung von psychotherapeutischen Prozessen Bestandteil des Aufgaben- und Rollenverständnisses des therapeutischen Teams sind.

Idealerweise sollten Einzel- und Gruppentherapien zur internen Supervision aufgezeichnet werden. Hiergegen haben Patienten zumeist keine Einwände, wenn man ihnen den Grund genau erläutert.

Externe Supervision

Ergänzend zur regelmäßigen internen Fall-Supervision sollte es die *externe* Fall- und Team-Supervision geben.

In der *externen Fall-Supervision* ist es die Rolle des Supervisors, durch seinen Außenstandpunkt eine triangulierende Funktion einzunehmen. Er ist zwar mit dem Konzept und dem Team vertraut, steht aber gleichzeitig weit genug außerhalb, um Verstrickungen, Verwicklungen und blinde Flecken besser sehen und außerhalb einer hierarchischen Linie Behandlungsempfehlungen geben zu können.

Eine Trennung von Fall- und Team-Supervision erscheint hier nicht sinnvoll. Die Problematik eines Falles stößt oft ungeklärte Fragen im Team, z. B. Beziehungen zwischen Berufsgruppen oder Hierarchien, an. Ebenso hilft die Klärung einer Teamdynamik, klarer und besser mit einer Fall-Problematik zurecht zu kommen. Eine reine *Team-Supervision* hat den Nachteil, dass sie leicht zu einer „Klagerunde“ bezüglich äußerer Rahmenbedingungen (Überforderung, Personalsituation) werden kann und wirkungslos bleibt, weil sie nicht das thematisiert, was ein Team selbst verändern kann. Fall-Supervision hilft hier oft, das Team in seiner Arbeitsfähigkeit zu bestärken und ein aufbauendes Gefühl von Wirksamkeit zu etablieren.

8.2 Auswahl des Supervisors

Gerade auf einer Spezialstation wie einer TFP-Borderline-Station ist die Auswahl des Supervisors zunächst Leitungs- und nicht Teamentscheidung.

Eigenschaften des Supervisors

Der Supervisor sollte das Konzept der Station kennen und unterstützen. Er sollte hinter diesem Konzept stehen und selbst eine gute Kenntnis in Psychodynamik und Behandlungstechnik bei Borderline-Patienten haben – im Fall einer TFP-Station sollte er idealerweise selbst TFP-Supervisor sein. Gibt es mehrere Personen, die eine solche Qualifikation erfüllen, kann die Leitung einer Klinik einen Pool von Supervisoren bilden, aus denen dann Teams einen Supervisor auswählen können – notwendig aber ist, dass die

Klinikleitung alle Supervisoren kennt und mit ihnen im Gespräch ist. Zwischen Klinikleitung und Supervisoren sollte es entsprechend einen regelmäßigen und für alle transparenten Austausch geben – das „System Supervision" sollte ein integriertes System in der gesamten Klinikorganisation sein, in dem die Supervisoren Rückmeldung über ihre Sicht auf die Entwicklung der Klinik, der Station und strukturelle Probleme geben können.

8.3 Wer nimmt an Supervision teil?

An der kombinierten Fall- und Team-Supervision sollten *alle* Mitglieder des therapeutischen Teams einschließlich der direkt mit der therapeutischen Arbeit betrauten Leitungspersonen teilnehmen. Dies betrifft meistens den Oberarzt oder leitenden Psychologen. Der Chefarzt selbst sollte nur teilnehmen, wenn er integraler Bestandteil des Teams ist. Er kann aber bei speziellen Fragestellungen hinzugezogen werden. Ein besonderes Problem besteht oft bei Teilzeitkräften, bei denen ein zu hoher Anteil ihrer Zeit für Besprechungen aufgewendet würde, wenn sie an allen Besprechungsrunden einschließlich Supervision teilnehmen würden. Es muss aber die Möglichkeit geben, je nach Thema die Gruppe auch um jene Mitarbeiter zu erweitern, die nicht regelmäßig an der Supervision teilnehmen können, z. B. auch die Mitarbeiter des Nachtdienstes.

Regelmäßige und für alle Teammitglieder verbindliche Team-Supervision

Da auch bei einer weitgehend im Konsens erarbeiteten therapeutischen Haltung im Rahmen einer Fallbesprechung oder im Rahmen einer notwendigen Krisensitzung nicht davon auszugehen ist, dass sich jedes Mitglied des Behandlungsteams gleichermaßen gesehen und gehört erlebt, benötigt es eine regelmäßige für alle Teammitglieder verpflichtende Team-Supervision. Ein unabhängiger psychodynamisch ausgebildeter Supervisor kann hier die notwendige Containing-Funktion übernehmen, indem er das Unausgesprochene und Nichtverarbeitete benennt und so zu verhindern hilft, dass aus zunächst engagierten nun distanzierte, sich abschottende Behandlungsteammitglieder werden.

8.4 Was ist bei Supervision zu beachten?

Entwicklung geeigneter Behandlungstechniken

Ein Problem bei Supervisionen ist oft, dass viel Zeit auf die Erörterung der Psychodynamik verwendet wird, aber zu wenig Raum bleibt für die Entwicklung geeigneter Behandlungstechniken und der genauen Interventionen, die ein therapeutisches Team anwenden kann. Die Stärke der TFP besteht gerade darin, sehr genaue Überlegungen im Bereich von Strategie,

Taktik und Technik anzustellen. Hier sollte auch die Supervision unter Einsatz von Videoaufzeichnungen und Rollenspielen dazu genutzt werden, direkt den therapeutischen Dialog zu thematisieren.

Strukturelle Problematik: Supervisor vs. Teamleitung

Eine strukturelle Problematik der externen Supervision ist die schwierige, potenziell konkurrierende Beziehung zwischen Supervisor und Leiter des Teams. Der Supervisor nimmt temporär eine mit hoher Autorität versehene Rolle als Fachexperte ein, im idealen Fall als Fachexperte für den Umgang mit Borderline-Störungen und für ein psychodynamisch-systemisches Verständnis von Teamarbeit und Institutionen. Dabei ist es essenziell für sein Rollenverständnis, dass er die Autorität des Teamleiters respektiert, ihn nicht durch eigene Intervention in seiner Autorität beschädigt und der Verführung widersteht, in der Übertragung des Teams als der „idealere Leiter" zu erscheinen. Diese Gefahr besteht vorwiegend dann, wenn der reale Leiter des Teams nicht in der Supervision anwesend ist und stattdessen über ihn geklagt werden kann. Umgekehrt sollte der Leiter eines Teams sich im Rahmen der Supervision zurücknehmen können, ohne seine Rolle als Leiter aufzugeben. Er kann sich in der Erörterung der Fall- und Team-Problematik in eine rezeptive Position begeben und die externe Expertenrolle des Supervisors nutzen. Ist er selbst Teil einer Verwicklung, gibt er seinen Beitrag dabei zur allgemeinen Untersuchung „frei", achtet aber – gemeinsam mit dem Supervisor – darauf, dass die Erörterung eines Falles oder einer Team-Problematik nicht dazu benutzt wird, seine Autorität infrage zu stellen. Sollte dies dennoch geschehen, muss der Fokus von der Fallebene auf die Teamebene wechseln, um die Probleme des Umgangs des Teams mit der Leitung zu thematisieren.

Widerspiegelung der Patientendynamik vs. eigene Behandlungsfehler

Mittlerweile ist es bei Besprechungen und Supervisionen gängige Praxis, die konflikthafte Dynamik eines Teams als „Widerspiegelung" der Patientendynamik zu verstehen. Allerdings kann diese Widerspiegelungsthese dazu missbraucht werden, tatsächliche Fehler und Versäumnisse des Teams nicht mehr als solche zu benennen (Lohmer, 2013d). Nicht jeder Ärger und Konflikt im Team ist nur eine Widerspiegelung von Patientenprozessen und manchmal ist ein falscher Behandlungsansatz ein falscher Behandlungsansatz – und nicht nur eine „Verwicklung und Verstrickung" mit einem Patienten. Da es innerhalb von Teams häufig eine hohe Beschämungsangst und zum Teil wenig Kritikfähigkeit gibt, ist die Versuchung groß, eigenes problematisches Verhalten auf diese Weise nur als Ausdruck einer Patientendynamik zu sehen.

Gegen diese Gefährdung hilft:
- eine Fehlerkultur innerhalb eines Teams, in der man selbst offen und taktvoll mit Fehlern umgeht,
- die Freiheit, unterschiedliche Behandlungsansätze diskutieren zu können,
- gleichzeitig aber auch ein klarer gemeinsamer Standard (in diesem Fall das Konzept der TFP), an dem man sich orientieren kann.

Im supervisorischen Ablauf sollte deswegen in verschiedenen Phasen untersucht werden,
- ob es sich um eine Widerspiegelung der Patientendynamik handelt,
- wie die eigene Teamdynamik ist,
- welche Fehler oder Problemstellungen durch Einzelne oder das Team anerkannt und untersucht werden müssen.

In der Regel wirken Borderline-Patienten auch als „unbewusste Organisationsberater", die ungeklärte Rollen, Fragen, Aufgabenverteilungen, nicht ausgedrückte unterschiedliche Haltungen gegenüber Konzeptfragen etc. durch ihr Verhalten an die Oberfläche bringen. Feine Risse im Team werden durch die Konfrontation mit der Patientengemeinschaft zu deutlich wahrnehmbaren Spalten, die Anlass dazu sein sollten, dass sich das Team kontinuierlich mit der eigenen Arbeitsfähigkeit bezogen auf die Aufgabe befassen kann. Hier hilft eine Haltung von Supervisor und Team, die ausdrückt, dass gemeinsames Lernen auch etwas Lustvolles ist und einer der speziellen Vorzüge einer Borderline-Station darin besteht, kontinuierlich über das eigene Verhalten Rückmeldungen zu bekommen, ein Konzept weiterzuentwickeln und die Supervision dazu nutzen zu können, offen Patienten-, Team- und eigene Dynamik zu untersuchen.

Fazit: Die Behandlung von Borderline-Patienten erfordert die Begleitung durch eine kompetente externe Fall- und Team-Supervision. An ihr sollten alle Teammitglieder teilnehmen.

9 Wirksamkeit der Methode

9.1 Ambulantes Setting

Die Wirksamkeit der TFP im ambulanten Setting wurde im Rahmen von unkontrollierten wie auch kontrollierten Studiendesigns untersucht und empirisch belegt. In vor allem, aber nicht nur randomisiert-kontrollierten Studien konnte neben einer Verbesserung der Borderline-spezifischen Symptomatik der positive Einfluss der TFP auf die psychische Struktur von Borderline-Patienten nachgewiesen werden (Buchheim et al., 2017; Clarkin et al., 2001; Clarkin, Levy et al., 2007; Cuevas et al., 2000; Doering et al., 2010; Fischer-Kern et al., 2015; Giesen-Bloo et al., 2006; Levy et al., 2006; López et al., 2004).

Unkontrollierte Studien

Insgesamt wurde die Wirksamkeit von TFP in drei *unkontrollierten Studien* beschrieben.

Clarkin et al. (2001) untersuchten den Effekt einer 12-monatigen ambulanten TFP-Behandlung bei insgesamt $N=23$ weiblichen Borderline-Patienten. Die Wirksamkeitsvergleiche erfolgten mittels multivariater und univariater Varianzanalysen im Rahmen von Intent-to-treat-(N=23) sowie As-treated-Analysen (N=17). In den Intent-to-treat-Analysen konnten Clarkin et al. (2001) eine statistisch signifikante Reduktion der Schwere des suizidalen und parasuizidalen Verhaltens mit kleinen bis mittleren Effektstärken (medizinische Risiken: $F[1.22]=6.88$, $p=.02$, $d=0.37$; körperliche Verfassung: $F[1.22]=8.46$, $p=.01$, $d=0.46$) sowie eine Reduktion der Häufigkeit psychiatrischer Hospitalisierungen mit kleiner Effektstärke nachweisen ($F[1.22]=6.89$, $p=.02$, $d=0.41$). In den As-treated-Analysen zeigten sich vergleichbare Ergebnisse mit einer Reduktion der Schwere des suizidalen und parasuizidalen Verhaltens sowie der Reduktion der Häufigkeit psychiatrischer Hospitalisierungen mit mittleren Effektstärken (medizinische Risiken: $F[1.16]=7.61$, $p=.02$, $d=0.51$; körperliche Verfassung: $F[1.16]=9.64$, $p=.01$, $d=0.58$; psychiatrische Hospitalisierung: $F[1.16]=7.63$, $p=.02$, $d=0.61$; Clarkin et al., 2001).

Cuevas et al. (2000) untersuchten Veränderungen in der Psychopathologie von Borderline-Patienten ($N=19$) nach insgesamt zwei Jahren einer ambulanten TFP anhand der Anzahl erfüllter DSM-IV-Borderline-Kriterien und des psychosozialen Funktionsniveaus. Nach 72 Sitzungen erfüllten 11 Patienten nicht mehr die notwendigen DSM-IV-Kriterien für eine BPS. Zudem kam es zu einer Reduktion des psychopathologischen Schweregrades. Nach 24 Sitzungen konnte eine Reduktion der Impulsivität und nach 48 Sitzungen eine Reduktion der affektiven Instabilität nachgewiesen werden. Des Weiteren bestätigen die Ergebnisse eine statistisch signifikante Verbesserung des psychosozialen Funktionsniveaus (Cuevas et al., 2000).

Darauf aufbauend untersuchten López et al. (2004) Veränderungen in der Psychopathologie von $N=10$ weiblichen Borderline-Patienten nach 48 Sitzungen einer ambulanten TFP-Behandlung mittels DSM-IV Borderline-Kriterien, des psychosozialen Funktionsniveaus und der subjektiven Beeinträchtigung durch körperliche und psychische Symptome. López et al. (2004) konnten in ihrer Untersuchung eine statistisch signifikante Reduktion der subjektiven Beeinträchtigung nach 24 und 48 Sitzungen nachweisen (24 Sitzungen: $t=3.36$, $p=.01$; 48 Sitzungen: $t=4.32$, $p=.002$) sowie eine statistisch signifikante Verbesserung des psychosozialen Funktionsniveaus nach 24 ($t=6.85$, $p=<.001$) und 48 Sitzungen ($t=6.02$, $p=<.001$).

Randomisiert-kontrollierte Studien

In drei *randomisiert-kontrollierten Studien* konnte nach einer ambulanten Behandlung mit TFP eine statistisch signifikante Besserung in Bezug auf die Zielvariablen allgemeine Psychopathologie, Angst, Depression, psychosoziales Funktionsniveau, soziale Anpassung, Suizidalität, Wut, Impulsivität, Reizbarkeit, Reflective Functioning, Bindungsstil und Strukturniveau erreicht werden (Buchheim et al., 2017; Clarkin, Levy et al., 2007; Doering et al., 2010; Fischer-Kern et al., 2015; Giesen-Bloo et al., 2006).

Vergleich der ambulanten TFP und der ambulanten Schematherapie

Giesen-Bloo et al. (2006) führten eine multizentrische, randomisiert-kontrollierte Studie durch, in der sie die Wirksamkeit einer ambulanten TFP-Behandlung mit einer ambulanten Schematherapie bei einer Stichprobe von insgesamt $N=88$ Patienten mit einer diagnostizierten BPS verglichen. Die Stichprobe bestand zu etwa 90 % aus Frauen im Alter von 20 bis 30 Jahren. Das primäre Outcome-Maß war die Schwere der Borderline-Symptomatik. Darüber hinaus wurden die Lebensqualität und die allgemeine Psychopathologie erhoben und es wurden Messinstrumente basierend auf den jeweiligen Therapiekonzepten eingesetzt. Die Datenerhebung wurde alle drei Monate über einen Zeitraum von insgesamt drei Jahren durchgeführt. In beiden Bedingungen wiesen die Ergebnisse bereits nach einem Behandlungsjahr auf statistisch signifikante Reduktionen der Borderline-Symptomatik hin (Schematherapie: McKean-Schrader-Teststatistik [MSTS] $=-9.81$, $p<.001$, $d=2.96$; TFP: MSTS $=-5.99$, $p<.001$, $d=1.85$). Des Weiteren konnte in beiden Bedingungen eine statistisch signifikante

Verbesserung der Lebensqualität verzeichnet werden (Messung mit dem *EuroQol-5D* [EuroQol Group, 1990]: Schematherapie: MSTS=6.09, $p=.001$, $d=1.84$; TFP: MSTS=2.06, $p=.044$, $d=0.64$; Messung mit dem *WHOQOL* [World Health Organization Quality of Life Assessment; WHOQOL Group, 1998]: Schematherapie: MSTS=4.86, $p<.001$, $d=1.46$; TFP: MSTS=3.73, $p<.001$, d=1.16). In Bezug auf die Reduktion der allgemeinen Psychopathologie sowie der Persönlichkeitspathologie konnte auch in beiden Bedingungen eine Verbesserung nachgewiesen werden (Schematherapie: MSTS=–6.73, $p<.001$, $d=2.02$; TFP: MSTS=–2.75, $p<.006$, d=0.84). Statistische Analysen basierend auf dem letzten Untersuchungszeitpunkt konnten signifikant größere Effekte der Schematherapie in folgenden Bereichen nachweisen: Borderline-Symptomatik (MSTS=2.83, $p=.005$, $d=0.62$) sowie allgemeine Psychopathologie und Persönlichkeitspathologie (MSTS=2.68, $p=.007$, $d=0.58$; Giesen-Bloo et al., 2006). Einschränkend muss hier jedoch angemerkt werden, dass die Stichprobe in der TFP-Gruppe schwerer erkrankt war und die TFP-Behandlung nicht ausreichend manualgetreu durchgeführt wurde (Yeomans, 2007).

Vergleich der ambulanten TFP, DBT und supportiven Psychotherapie

Clarkin, Levy et al. (2007) untersuchten die Wirksamkeit einer ambulanten TFP im Vergleich zur DBT nach Linehan und einer psychodynamisch-supportiven Psychotherapie (SPT) nach Rockland anhand einer Stichprobe von $N=90$ Borderline-Patienten, die den drei Therapieformen randomisiert zugeteilt wurden. Die Behandlungen fanden über einen Zeitraum von einem Jahr statt, wobei die primären (Suizidalität, Wut, Impulsivität) und sekundären (Angst, Depression, soziale Anpassung) Outcome-Maße alle vier Monate erhoben wurden. Die Stichprobe bestand aus männlichen und weiblichen Patienten im Alter zwischen 18 und 50 Jahren. Alle drei Therapieformen führten zu statistisch signifikanten Verbesserung in den Bereichen Depression (TFP: $p=.001$, $r=.50$; DBT: $p=.003$, $r=.38$; SPT: $p=.001$, $r=.48$), Angst (TFP: $p=.004$, $r=.37$; DBT: $p=.001$, $r=.50$; SPT: $p=.001$, $r=.48$), allgemeines Funktionsniveau (TFP: $p=.001$, $r=.44$; DBT: $p=.004$, $r=.36$, SPT: $p=.001$, $r=.43$) und soziale Anpassung (TFP: $p=.03$, $r=.28$; DBT: $p=.001$, $r=.44$; SPT: $p=.001$, $r=.59$). Im Vergleich führten TFP und DBT zu signifikanten Verbesserungen in Bezug auf die Suizidalität (TFP: $p=.01$, $r=.33$; DBT: $p=.01$, $r=.34$). TFP und SPT wiederum führten zu Verbesserung in dem Bereich Wut (TFP: $p=.001$, $r=.44$; SPT: $p=.05$, $r=.28$). Im Vergleich zur ambulanten DBT und zur SPT zeigte sich die TFP in Bezug auf die Bereiche Reizbarkeit ($p=.01$, $r=.33$), verbale ($p=.001$, $r=.43$) und direkte Angriffe ($p=.05$, $r=.26$) den anderen Therapieformen überlegen (Clarkin, Levy et al., 2007). Im Vergleich zur DBT ($t[54]=2.10$, $p<.05$, $r=.27$) und SPT ($t[54]=3.24$, $p<.05$, $r=.39$) führte die TFP zudem nach 12 Monaten zu signifikanten Verbesserungen in dem Bereich des Reflective Functioning (t[54]=2.10, p<. 05, r=.27). Des Weiteren bewirkte die TFP eine positive Entwicklung des Bindungsstils von einer unsicheren zur sicheren Bindung (McNemar's $\chi^2[2, N=60]=8.25, p<.02$; Levy et al., 2006).

Vergleich der ambulanten TFP und der Therapie durch erfahrene Psychotherapeuten

Doering et al. (2010) führten eine weitere randomisiert-kontrollierte Studie im ambulanten Setting durch, in der sie die Wirksamkeit der TFP mit einer unspezifischen Behandlung durch erfahrene Psychotherapeuten verglichen. Insgesamt wurden $N=104$ Frauen mit einer Borderline-Diagnose im Alter von 18 bis 45 Jahren in die Studie eingeschlossen. Die Behandlungsdauer in beiden Bedingungen betrug 12 Monate. Im Vergleich führte die unspezifische Behandlung durch erfahrene Psychotherapeuten zu einer höheren Abbruchquote (67.3 % vs. 38.5 %, $\chi^2=8.683$, $df=1$, $p=.003$). Nach einem Jahr Behandlung erwies sich die TFP im Vergleich zur unspezifischen Behandlung als wirksamer in Bezug auf die Reduktion der DSM-IV basierten Borderline-Symptomatik ($t[51])=8.199, p<.001, d=1.6$), der Anzahl an Suizidversuchen ($\chi^2[1, N=52]=13.09, p<.001, d=0.8$) sowie der Anzahl an stationären Aufnahmen ($t[51]=3.432, p<.001, d=0.5$). Des Weiteren zeigten Teilnehmer in der TFP-Gruppe im Vergleich zur unspezifischen Behandlung signifikante Verbesserungen in Bezug auf das psychosoziale Funktionsniveau ($t[51]=-5.722, p<.001, d=1.0$), die Persönlichkeitsorganisation ($t[51]=6.741$, $p<.001$, $d=1.0$) sowie das Reflective Functioning ($t[46]=-2.998, p=.004, d=0.37$; Doering et al., 2010; Fischer-Kern et al., 2015). Buchheim et al. (2017) untersuchten anhand derselben Stichprobe die Veränderungen im Bindungsstil abhängig von der jeweiligen Behandlungsbedingung. Sie konnten nachweisen, dass die TFP im Vergleich zur unspezifischen Behandlung zu signifikanten Verbesserungen in Bezug auf den Bindungsstil führte. Im Vergleich zum ersten Untersuchungszeitpunkt zeigten Teilnehmer in der TFP-Gruppe nach 12 Monaten Behandlung eine signifikante Veränderung vom unsicheren zum sicheren Bindungsstil ($p<.001$) sowie eine signifikante Veränderung von unverarbeiteten Traumata ($p<.001$; Buchheim et al., 2017).

9.2 Stationäres Setting

Wirksamkeit der stationären TFP in Kombination mit Elementen des DBT-Skillstrainings

Sollberger et al. (2015) untersuchten die Wirksamkeit einer stationären TFP-Behandlung in Kombination mit Elementen eines DBT-Skillstrainings im Vergleich zu einer allgemeinpsychiatrischen stationären Behandlung im Rahmen eines prospektiven Gruppenvergleichs. Als Zielvariablen wurden die Reduktion der affektiven Psychopathologie (Ärger, Angst, Depression) sowie die Verbesserung struktureller Merkmale, insbesondere Veränderungen in Bezug auf die Identitätsdiffusion, festgelegt. Die stationäre TFP-Behandlung fokussierte insbesondere auf die Bearbeitung nicht integrierter und von Spaltungsmechanismen geprägter Selbst- und Objektrepräsentanzen sowie auf die damit im Zusammenhang stehenden konflikthaften inneren affektiven Zustände. Das Skillstraining sollte die Patienten bei der Regulation impulsiven Verhaltens und affektiver Überwältigung unterstützen. Die stationäre TFP-Behandlung umfasste eine Behandlungsdauer von 12 Wochen, wohingegen die durchschnittliche Behandlungsdauer bei Treatment-as-usual (TAU) 11.33 Wochen betrug. In beiden Gruppen wurden die Patienten zudem mit Psychopharmaka behandelt. Die Borderline-Diagnose wurde anhand eines SKID-II-Interviews (Wittchen et al., 1997) in beiden Gruppen bestätigt. Eingeschlossen wurden Patienten im Alter von 18 und 65 Jahren. Von initial 60 Patienten wurden schließlich 44 Patienten ($n=32$ TFP-Setting, $n=12$ TAU) in die Studie eingeschlossen, wovon 79.5 % ($n=35$) weiblich waren. Das Alter der Patienten betrug im Mittel 29.6 Jahre ($SD=9.2$). Die Ergebnisse der Studie weisen auf eine statistisch signifikante Überlegenheit der stationären TFP-Behandlung gegenüber TAU hin und bestätigen eine signifikante Verbesserung der Identitätsdiffusion ($t=2.95$, $p=.006$) und der Instabilität in der Selbst- und Fremdwahrnehmung ($t=2.85$, $p=.008$). Des Weiteren konnte in der TFP-Gruppe eine Verbesserung der affektiven Psychopathologie in Bezug die Reduktion von Ärger ($t=-3.18$, $p=.001$) und von Depression ($t=3.65$, $p=.002$) nachgewiesen werden (Sollberger et al., 2015). Des Weiteren zeigten Agarwalla et al. (2013) anhand derselben Stichprobe, dass ein statistisch signifikant höherer Anteil an Patienten in der TAU-Bedingung die Behandlung vorzeitig abbrach ($p<.0001$).

Wirksamkeit von TFP im vollstationären Setting

Im Rahmen einer prospektiven, naturalistischen Studie von Abel, Daerr et al. (in Vorb.) und Abel, Happel et al. (in Vorb.) wurde die Wirksamkeit von TFP im vollstationären Rahmen untersucht. Eingeschlossen wurden Patienten zwischen 18 und 45 Jahren mit der Diagnose einer Borderline-Persönlichkeitsstörung nach DSM-IV-Kriterien. Die Behandlungsdauer betrug maximal sechs Monate und das Behandlungsangebot umfasste eine wöchentliche Einzelsitzung sowie zweimal in der Woche stattfindende Gruppentherapien. Zudem nahmen die Patienten an wöchentlichen Gesprächen mit der Bezugspflege sowie nonverbalen Therapieangeboten teil. Zur Verbesserung der Affektregulation nahmen die Patienten zudem an sporttherapeutischen Angeboten sowie einem Skillstraining teil. Des Weiteren erhielten die Patienten bei Bedarf eine pharmakotherapeutische Behandlung. Als primäre Outcome-Maße wurden strukturelle Merkmale, insbesondere die Verbesserung der Persönlichkeitsorganisation und der Mentalisierungsfähigkeit, definiert, die anhand von Fragebögen und klinischen Interviews erfasst wurden. Von $N=74$ Patienten bei stationärer Aufnahme lagen nach circa drei Monaten noch Daten für $n=55$ Patienten vor und nach circa sechs Monaten noch für $n=31$ Patienten. Vorläufige Ergebnisse mittels Mehrebenenanalysen zeigen signifikante ($p<.05$) Verbesserungen hinsichtlich Borderline-relevanter Symptomatik, gemessen mit der BSL-23 (Kurzversion der Borderline-Symptom Liste; Wolf et al., 2009), über den gesamten stationären Behandlungsverlauf von bis zu sechs Monaten mit einer mittleren Effektstärke (d=.42). Auf Ebene der Persönlichkeitsstruktur zeigen explorative Auswertungen weiterer Selbstrating-Instrumente in den Bereichen Mentalisierung und Persönlichkeitsorganisation zum Teil signifikante Verbesserungen mit Effektstärken bis zu d=0.63. Diese Auswertungen sind zunächst als vorläufig zu betrachten. Auswertung und Diskussion weiterer Analysen und Ergebnisse stehen aus.

Fazit: Die TFP erweist sich als wirksame Methode zur Behandlung von Patienten mit einem BPO-Niveau im ambulanten Setting. Ergebnisse aus unkontrollierten und kontrollieren Studiendesigns im ambulanten und stationären Setting weisen darauf hin, dass die TFP sich insbesondere zur Verbesserung der Bereiche Persönlichkeitsorganisation, Mentalisierungsfähigkeit und der Bindungsrepräsentation eignet, die sich als Manifestationen der psychischen Struktur verstehen lassen.

10 Literatur

Abel, T., Daerr, F., Happel, M., Spitzer, C., Benecke, C. & Dulz, B. (in Vorb.). *Transference-focused psychotherapy (TFP) in an inpatient setting for borderline personality disorders: Changes in symptomatology.*

Abel, T., Happel, M., Daerr, F., Spitzer, C., Benecke, C. & Dulz, B. (in Vorb.). *Borderline personality organization: Changes in psychic structure during an inpatient transference focused psychotherapy (TFP) and follow-up.*

Adams, R.C. (2000). Persönlichkeitsstörungen im Alter: Zusammenhänge zwischen Cluster-B-Störungen und Depression. In O.F. Kernberg, B. Dulz & U. Sachsse (Hrsg.), *Handbuch der Borderline-Störungen* (S. 803–810). Stuttgart: Schattauer.

Agarwalla, P.A., Küchenhoff, J., Sollberger, D., Gremaud-Heitz, D., Riemenschneider, A., Walter, M. et al. (2013). Ist die stationäre störungsspezifische Behandlung von Borderline-Patienten einer herkömmlichen psychiatrischen/psychotherapeutischen stationären Behandlung überlegen? *Swiss Archives of Neurology and Psychiatry, 164*(6), 194–205.

Akhtar, S. (1992). *Broken structures: Severe personality disorders and their treatment.* Northvale, NJ: Jason Aronson.

American Psychiatric Association. (2013). *Diagnostic and statistical manual of mental disorders* (5th ed.). Arlington, VA: Author. https://doi.org/10.1176/appi.books.9780890425596

American Psychiatric Association. (2018). *Diagnostisches und Statistisches Manual Psychischer Störungen – DSM-5* (Deutsche Ausgabe herausgegeben von Peter Falkai und Hans-Ulrich Wittchen, mitherausgegeben von Manfred Döpfner et al., 2., korrigierte Aufl.). Göttingen: Hogrefe.

Arbeitskreis OPD. (Hrsg.). (2014). *Operationalisierte Psychodynamische DiagnostikOPD-2. Das Manual für Diagnostik und Therapieplanung* (3., überarbeitete Aufl.). Bern: Huber.

Armelius, B.A., Sundbom, E., Fransson, P. & Kullgren, G. (1990). Personality organization defined by DMT and the structural interview. *Scandinavian Journal of Psychology, 31,* 81–88. https://doi.org/10.1111/j.1467-9450.1990.tb00819.x

Bateman, A., Gunderson, J. & Mulder, R. (2015). Treatment of personality disorder. *Lancet, 385,* 735–743. https://doi.org/10.1016/S0140-6736(14)61394-5

Bateman, A.W. & Fonagy, P. (2014). *Psychotherapie der Borderline-Persönlichkeitsstörung. Ein mentalisierungsgestütztes Behandlungskonzept* (2. Aufl.). Gießen: Psychosozial-Verlag.

Bauer, S.F., Hunt, H.F., Gould, M. & Goldstein, R.G. (1980). Borderline personality organization, structural diagnosis and the structural interview: A pilot study of interview analysis. *Psychiatry, 43,* 224–233. https://doi.org/10.1080/00332747.1980.11024069

Beesdo-Baum, K., Zaudig, M. & Wittchen, H.-U. (Hrsg.). (2019). *Strukturiertes Klinisches Interview für DSM-5 – Persönlichkeitsstörungen (SCID-5-PD). Deutsche Bearbeitung des Structured Clinical Interview for DSM-5 – Personality Disorders von Michael B. First, Janet B. W. Williams, Lorna Smith Benjamin, Robert L. Spitzer*. Göttingen: Hogrefe.

Bion, W. R. (1961). *Experiences in groups*. New York: Basic Books.

Bion, W. R. (1990). *Lernen durch Erfahrung*. Frankfurt am Main: Suhrkamp. (Original erschienen 1962)

Bion, W. R. (2013). On arrogance. *The Psychoanalytic Quarterly, 82*(2), 277–283. https://doi.org/10.1002/j.2167-4086.2013.00028.x

Blumenthal, R., Carr, A. C. & Goldstein, E. G. (1982). DSM-II and structural diagnosis of borderline patients. *Psychiatric Hospital, 13*(4), 142–148.

Bohus, M. & Remmel, A. (2004). Zum Umgang mit Suizidalität in der Borderline-Therapie. *PTT- Persönlichkeitsstörungen: Theorie und Therapie, 1*, 11–16.

Buchheim, A., Hörz-Sagstetter, S., Doering, S., Rentrop, M., Schuster, P., Buchheim, P. et al. (2017). Change of unresolved attachment in borderline personality disorder: RCT Study of Transference-Focused Psychotherapy. *Psychotherapy and Psychosomatics, 86*, 314–316. https://doi.org/10.1159/000460257

Carr, A. C., Goldstein, E. G., Hunt, H. F. & Kernberg, O. F. (1979). Psychological tests and borderline patients. *Journal of Personality Assessment, 43*(6), 582–590. https://doi.org/10.1207/s15327752jpa4306_3

Clarkin, J. F., Caligor, E., Stern, B. L. & Kernberg, O. F. (2007). *Structured Interview for Personality Organization (STIPO)*. New York: Personality Disorders Institute Weill Medical College of Cornell University.

Clarkin, J. F., Caligor, E., Stern, B. L. & Kernberg, O. F. (2016). *Structured Interview for Personality Organization (STIPO-R)*. New York: Personality Disorders Institute Weill Medical College of Cornell University.

Clarkin, J. F., Foelsch, P., Levy, K. N., Hull, J. W., Delaney, J. C. & Kernberg, O. F. (2001). The development of a psychodynamic treatment for patients with borderline personality disorders: A preliminary study of behavioral change. *Journal of Personality Disorders, 15*, 487–495. https://doi.org/10.1521/pedi.15.6.487.19190

Clarkin, J. F., Levy, K. N., Lenzenweger, M. F. & Kernberg, O. F. (2007). Evaluating three treatments for borderline personality disorder: A multiwave study. *American Journal of Psychiatry, 164*, 922–928. https://doi.org/10.1176/ajp.2007.164.6.922

Clarkin, J. F., Yeomans, F. E. & Kernberg, O. F. (1999). *Psychotherapy for borderline personality*. New York: Wiley.

Cuevas, P., Camacho, J., Mejia, R., Rosario, I., Parres, R., Mendoza, J. & López, D. (2000). Cambios en la psicopatología del trastorno limítrofe de la personalidad, en los pacientes tratados con psicoterapia psicodinámica. *Salud Mental, 23*(6), 1–11.

Dammann, G. (2007). Chronische Suizidalität bei Borderline-Persönlichkeitsstörungen. Dynamik und Behandlung. In F. M. Wurst, R. Vogel & M. Wolfersdorf (Hrsg.), *Theorie und Praxis der Suizidprävention* (S. 24–36). Regensburg: Roderer.

Dammann, G. (2012a). Grundprinzipien der psychoanalytisch-orientierten stationären Behandlung von Patienten mit schweren Persönlichkeitsstörungen. Psychoanalyse. *Texte zur Sozialforschung, 16*, 514–529.

Dammann, G. (2012b). Narzissmus – Wichtige psychodynamische Konzepte und ihre Auswirkungen auf die klinische Praxis. In G. Dammann, B. Grimmer & I. Sammet (Hrsg.), *Narzissmus: Theorie, Diagnostik, Therapie* (S. 15–50). Stuttgart: Kohlhammer.

Dammann, G. (2014). Chancen und Probleme des Recovery Ansatzes aus psychiatrischer Sicht. *Nervenarzt, 85*(9), 1156–1165. https://doi.org/10.1007/s00115-014-4007-9

Dammann, G. & Dulz, B. (2016). Wie antisozial sind Borderline-Patienten? In B. Dulz, P. Briken, O. F. Kernberg & U. Rauchfleisch (Hrsg.), *Handbuch der Antisozialen Persönlichkeitsstörung* (S. 285–297). Stuttgart: Schattauer.

Dammann, G. & Gerisch, B. (2005). Narzisstische Persönlichkeitsstörungen und Suizidalität: Behandlungsschwierigkeiten aus psychodynamischer Perspektive. *Schweizer Archiv für Neurologie und Psychiatrie, 156*(6), 299–309. https://doi.org/10.4414/sanp.2005.01625

Dammann, G., Riemenschneider, A., Walter, M., Sollberger, D., Küchenhoff, J., Gündel, H. et al. (2016). The impact of interpersonal problems in Borderline Personality Disorder Inpatients on Treatment Outcome and Psychopathology. *Psychopathology, 49*(3), 172–180. https://doi.org/10.1159/000446661

Dammann, G. & Yeomans, F. E. (2016). Antisoziale Persönlichkeitsstörung und Übertragungsfokussierte Psychotherapie. In B. Dulz, P. Briken, O. F. Kernberg & U. Rauchfleisch (Hrsg.), *Handbuch der Antisozialen Persönlichkeitsstörung* (S. 399–417). Stuttgart: Schattauer.

de Aquino Ferreira, L. F., Queiroz Pereira, F. H., Neri Benevides, A. M. L. & Aguiar Melo, M. C. (2018). Borderline personality disorder and sexual abuse: A systematic review. *Psychiatry Research, 262,* 70–77. https://doi.org/10.1016/j.psychres.2018.01.043

Derksen, J. J., Hummelen, J. W. & Bouwens, P. J. (1994). Interrater reliability of the structural interview. *Journal of Personality Disorders, 8*(2), 131–139. https://doi.org/10.1521/pedi.1994.8.2.131

Deutsche Gesellschaft für Psychiatrie, Psychotherapie und Nervenheilkunde (Hrsg.). (2009). *S3-Leitlinie Psychosoziale Therapien bei schweren psychischen Erkrankungen. S3-Praxisleitlinien in Psychiatrie und Psychotherapie* (2. Aufl.). Berlin: Springer.

Deutsche Gesellschaft für Psychiatrie, Psychotherapie und Nervenheilkunde (Hrsg.). (in Vorb.). *S3-Leitlinie Borderline-Persönlichkeitsstörungen.*

Doering, S. (2016). *Übertragungsfokussierte Psychotherapie.* Göttingen: Vandenhoeck & Ruprecht. https://doi.org/10.13109/9783666405693

Doering, S., Burgmer, M., Heuft, G., Menke, D., Bäumer, B., Lübking, M. et al. (2013). Reliability and validity of the German version Structured Interview of Personality Organisation (STIPO). *BMC Psychiatry, 13,* 210. https://doi.org/10.1186/1471-244X-13-210

Doering, S. & Hörz, S. (2012). *Handbuch der Strukturdiagnostik: Konzepte, Instrumente, Praxis.* Stuttgart: Schattauer.

Doering, S., Hörz, S., Rentrop, M., Fischer-Kern, M., Schuster, P., Benecke, C. et al. (2010). Transference-focused psychotherapy v. treatment by community psychotherapists for borderline personality disorder: Randomised controlled trial. *British Journal of Psychiatry, 196*(5), 389–395.

Dulz, B. (2011). Versuch einer deskriptiven Systematik. In B. Dulz, S. C. Herpertz, O. F. Kernberg & U. Sachsse (Hrsg.), *Handbuch der Borderline-Störungen* (2., vollständig überarbeitete Aufl., S. 328–343). Stuttgart: Schattauer.

Dulz, B., Benecke, C. & Richter-Appelt, H. (Hrsg.). (2009). *Borderline-Störungen und Sexualität. Ätiologie – Störungsbild – Therapie.* Stuttgart: Schattauer.

Dulz, B., Briken, P., Kernberg, O. F. & Rauchfleisch, U. (Hrsg.). (2017). *Handbuch der Antisozialen Persönlichkeitsstörung.* Stuttgart: Schattauer.

Dulz, B. & Jensen, M. (2011). Aspekte der Traumaätiologie – psychoanalytisch-psychodynamische Überlegungen und empirische Daten. In B. Dulz, S. C. Herpertz, O. F. Kernberg & U. Sachsse (Hrsg.), *Handbuch der Borderline-Störungen* (2., vollständig überarbeitete Aufl., S. 203–224). Stuttgart: Schattauer.

Dulz, B. & Ramb, C. (2011). Haltende Funktion, technische Neutralität und persönliche Sympathie in der Beziehungszentrierten Psychodynamischen Psychotherapie. In B. Dulz, S.C. Herpertz, O.F. Kernberg & U. Sachsse (Hrsg.), *Handbuch der Borderline-Störungen* (2., vollständig überarbeitete Aufl., S. 584–609). Stuttgart: Schattauer.

Dulz, B. & Schneider, A. (1995). *Borderline-Störungen. Theorie und Therapie.* Stuttgart: Schattauer.

Dulz, B. & Schneider, A. (1999). *Borderline-Störungen. Theorie und Therapie* (2., durchges. u. erg. Aufl., 2. Nachdruck). Stuttgart: Schattauer.

Eckert, J., Brodbeck, D., Jürgens, R., Landerschier, N. & Reinhardt, F. (1997). Borderline-Persönlichkeitsstörung und Straffälligkeit – Warum sind Borderline-Patienten meistens weiblich? *Persönlichkeitsstörungen, 1*(4), 181–188.

Ehrenthal, J.C. (2014). Strukturdiagnostik. Neue Ergebnisse aus der Forschung für die Praxis. *Psychodynamische Psychotherapie, 13,* 103–114.

Ellison, W.D., Rosenstein, L.K., Morgan, T.A. & Zimmermann, M. (2018). Community and clinical epidemiology of borderline personality disorder. *Psychiatric Clinics of North America, 41*(4), 561–573. https://doi.org/10.1016/j.psc.2018.07.008

Ermann, M. (1988). Die stationäre Langzeitpsychotherapie als Psychoanalytischer Prozess. In H. Schepank & W. Tress (Hrsg.), *Die stationäre Psychotherapie und ihr Rahmen* (S. 51–60). Berlin: Springer.

Euler, S., Dammann, G., Endtner, K., Leihener, F., Perroud, N., Reisch, T. et al. (2018). SGPP Behandlungsempfehlungen Borderline-Persönlichkeitsstörung. *Schweizer Archiv für Neurologie und Psychiatrie, 169*(5), 135–143.

Euler, S., Sollberger, D., Bader, K., Lang, U.E. & Walter, M. (2015). Persönlichkeitsstörungen und Sucht: Systematische Literaturübersicht zu Epidemiologie, Verlauf und Behandlung. *Fortschritte der Neurologie Psychiatrie, 83,* 544–554. https://doi.org/10.1055/s-0041-107984

EuroQol Group (1990). EuroQol: A new facility for the measurement of health-related quality of life. *Health Policy, 16*(3), 199–208. https://doi.org/10.1016/0168-8510(90)90421-9

Ezriel, H. (1950). A psychoanalytic approach to the treatment of patients in groups. *Journal of Mental Science, 96,* 774–779. https://doi.org/10.1192/bjp.96.404.774

Fairbairn, W.D. (1952). *An object-relations theory of the personality.* New York: Basic Books.

Fischer-Kern, M., Doering, S., Taubner, S., Hörz, S., Zimmermann, J., Rentrop, M. et al. (2015). Transference-focused psychotherapy for borderline personality disorder: Change in reflective functioning. *British Journal of Psychiatry, 2,* 173–174. https://doi.org/10.1192/bjp.bp.113.143842

Foulkes, S.H. & Anthony, E.J. (1957). *Group psychotherapy: The psychoanalytic approach.* Baltimore, MD: Penguin Books.

Frías, Á. & Palma, C. (2015). Comorbidity between post-traumatic stress disorder and borderline personality disorder: A review. *Psychopathology, 48*(1), 1–10. https://doi.org/10.1159/000363145

Gabbard, G.O. (2005). *Psychodynamic psychiatry in clinical practice* (4th ed.). Washington, DC: American Psychiatric Publishing.

Gibbon, S., Khalifa, N.R., Cheung, N. H.-Y., Völlm, B.A. & McCarthy, L. (2020). Psychological interventions for antisocial personality disorder. *Cochrane Database of Systematic Reviews,* (9): CD007668. https://doi.org/10.1002/14651858.CD007668.pub3

Giesen-Bloo, J., van Dyck, R., Spinhoven, P., van Tilburg, W., Dirksen, C., van Asselt, T. et al. (2006). Outpatient psychotherapy for borderline personality disorder: Randomized trial of schema-focused therapy vs transference-focused psychotherapy. *Archives of General Psychiatry, 63*(6), 649–658. https://doi.org/10.1001/archpsyc.63.6.649

Grant, B.F., Chou, S.P., Goldstein, R.B., Huang, B., Stinson, F.S., Saha, T.D. et al. (2008). Prevalence, correlates, disability, and comorbidity of DSM-IV borderline personality disorder: Results from the Wave 2 National Epidemiologic Survey on Alcohol and Related Conditions. *Journal of Clinical Psychiatry, 69*(4), 533–545. https://doi.org/10.4088/JCP.v69n0404

Gross, R., Olfson, M., Gameroff, M., Shea, S., Feder, A., Fuentes, R.L. et al. (2002). Borderline personality disorder in primary care. *Archives of Internal Medicine, 162*(1), 53–60. https://doi.org/10.1001/archinte.162.1.53

Gunderson, J.G., Stout, R.L., McGlashan, T.H., Shea, M.T., Morey, L.C., Grilo, C.M. et al. (2011). Ten-year course of borderline personality disorder: Psychopathology and function from the collaborative longitudinal personality disorders study. *Archives of General Psychiatry, 68,* 827–837. https://doi.org/10.1001/archgenpsychiatry.2011.37

Häfner, S., Lieberz, K., Hölzer, M. & Wöller, W. (2001). Indikationen für die stationäre Psychotherapie – Wann gehört Ihr Patient in die Klinik? *MMW – Fortschritte der Medizin, 43,* 28–31.

Hoffmann, S.O. (1998). Die Angst der Borderline-Patienten und seine Beziehungen. *Persönlichkeitsstörungen, 2,* 4–9.

Hopwood, C.J., Kotov, R., Krueger, R.F., Watson, D., Widiger, T.A., Althoff, R.R. et al. (2018). The time has come for dimensional personality disorder diagnoses. *Personality Mental Health, 12,* 82–86. https://doi.org/10.1002/pmh.1408

Hörz, S., Rentrop, M., Fischer-Kern, M., Schuster, P., Kapusta, N., Buchheim, P. et al. (2010). Strukturniveau und klinischer Schweregrad der Borderline-Persönlichkeitsstörung. *Zeitschrift für Psychosomatische Medizin und Psychotherapie, 56,* 136–149. https://doi.org/10.13109/zptm.2010.56.2.136

Ingenhoven, T.J.M., Duivenvoorden, H.J., Brogtrop, J., Lindenborn, A., van den Brink, W. & Passchier, J. (2009). Interrater reliability for Kernberg's structural interview for assessing personality organization. *Journal of Personality Disorders, 23*(5), 528–534. https://doi.org/10.1521/pedi.2009.23.5.528

Jeung-Maarse, H. & Herpertz, S.C. (2020). Neues zur Diagnostik und Therapie von Persönlichkeitsstörungen – Änderungen in ICD-11. *Nervenarzt, 91*(9), 863–871. https://doi.org/10.1007/s00115-020-00936-7

Jones, M. (1953). *The therapeutic community: A new treatment method in psychiatry.* New York: Basic Books.

Jowett, S., Karatzias, T. & Albert, I. (2019). Multiple and interpersonal trauma are risk factors for both post-traumatic stress disorder and borderline personality disorder: A systematic review on the traumatic backgrounds and clinical characteristics of comorbid post-traumatic stress disorder/borderline personality disorder groups versus single-disorder groups. *Psychology and Psychotherapy, 93*(3), 621–638. https://doi.org/10.1111/papt.12248

Kernberg, O.F. (1978). *Borderline-Störungen und pathologischer Narzißmus.* Frankfurt am Main: Suhrkamp.

Kernberg, O.F. (1981). Structural Interviewing. *Psychiatric Clinics of North America, 4,* 169–195. https://doi.org/10.1016/S0193-953X(18)30944-4

Kernberg, O.F. (1992). *Schwere Persönlichkeitsstörungen. Theorie, Diagnose, Behandlungsstrategien.* Stuttgart: Klett-Cotta.

Kernberg, O.F. (1998). *Ideology, conflict and leadership in groups and organizations.* New Haven, CT: Yale University Press.

Kernberg, O.F. (2000). Borderline-Persönlichkeitsorganisation und Klassifikation der Persönlichkeitsstörungen. In O.F. Kernberg, B. Dulz & U. Sachsse (Hrsg.), *Handbuch der Borderline-Störungen* (S. 45–56). Stuttgart: Schattauer.

Kernberg, O.F. (2012). Psychoanalytic individual and group psychotherapy: The Transference Focused Psychotherapy (TFP) model. In O. Kernberg (Ed.), *The inseparable nature of love and aggression: Clinical and theoretical perspectives* (pp. 31–55). Washington, DC: American Psychiatric Publishing.

Kernberg, O.F., Selzer, M.A., Koenigsberg, H.W., Carr, A.C. & Appelbaum, A.H. (1993). *Psychodynamische Therapie bei Borderline-Patienten*. Bern: Huber.

Kernberg, O.F., Yeomans, F.E., Clarkin, J.F. & Levy, K.N. (2008). Transference focused psychotherapy: Overview and update. *International Journal of Psychoanalysis, 89,* 601–620. https://doi.org/10.1111/j.1745-8315.2008.00046.x

Klein, M. (1946). Notes on some schizoid mechanisms. In M. Klein, P. Heiman, S. Isaacs & J. Riviere (Eds.), *Developments in psychoanalysis* (pp. 202–320). London: Hogarth.

Koenigsberg, H.W., Kernberg, O.F. & Schomer, J. (1983). Diagnosing borderline conditions in an outpatient setting. *Archives of General Psychiatry, 40*(1), 49–53. https://doi.org/10.1001/archpsyc.1983.01790010051005

Kullgren, G. (1987). An empirical comparison of three different borderline concepts. *Acta Psychiatrica Scandinavia, 76,* 246–255. https://doi.org/10.1111/j.1600-0447.1987.tb02892.x

Leichsenring, F., Leibing, E., Kruse, J., New, A.S. & Leweke, F. (2011). Borderline personality disorder. *The Lancet, 377*(9759), 74–84.

Levy, K.N., Meehan, K.B., Kelly, K.M., Reynoso, J.S., Weber, M., Clarkin, J.F. et al. (2006). Change in attachment patterns and reflective function in a randomized control trial of transference-focused psychotherapy for borderline personality disorder. *Journal of Consulting and Clinical Psychology, 74,* 1027–1040. https://doi.org/10.1037/0022-006X.74.6.1027

Lewis, S.J. & Harder, D.W. (1991). A comparison of four measures to diagnose DSM-II-R borderline personality disorder in outpatients. *Journal of Nervous and Mental Disease, 179*(6), 329–337. https://doi.org/10.1097/00005053-199106000-00005

Linehan, M.M. (1993). *Cognitive behavioral treatment of borderline personality disorder*. New York: Guilford.

Linehan, M.M. (1996). *Dialektisch-behaviorale Therapie der Borderline-Persönlichkeitsstörung*. München: CIP-Medien.

Lohmer, M. (2013a). Übertragung, Gegenübertragung und Deutungstechnik. In M. Lohmer, *Borderline-Therapie. Psychodynamik, Behandlungstechnik und therapeutische Settings* (3. Aufl., S. 102–109). Stuttgart: Schattauer.

Lohmer, M. (2013b). Stationäre Psychotherapie bei Borderline-Störungen. In M. Lohmer, *Borderline-Therapie. Psychodynamik, Behandlungstechnik und therapeutische Settings* (3. Aufl., S. 153–176). Stuttgart: Schattauer.

Lohmer, M. (2013c). Der Umgang mit Krisen in Institutionen und Teams bei der Behandlung von Borderline-Störungen. In M. Lohmer, *Borderline-Therapie. Psychodynamik, Behandlungstechnik und therapeutische Settings* (3. Aufl., S. 178–192). Stuttgart: Schattauer.

Lohmer, M. (2013d). Der Umgang mit Rahmen, Regeln und Vereinbarungen. In M. Lohmer, *Borderline-Therapie. Psychodynamik, Behandlungstechnik und therapeutische Settings* (3. Aufl., S. 110–128). Stuttgart: Schattauer.

Lohmer, M. (2014a). Psychoanalytisches Führungsverständnis. In M. Lohmer & H. Möller, *Psychoanalyse in Organisationen* (S. 152–163). Stuttgart: Kohlhammer.

Lohmer, M. & Wernz, C. (2019). Narzissmus und Übertragungsfokussierte Psychotherapie. *Psychotherapie im Dialog, 20*(3), 48–52. https://doi.org/10.1055/a-0771-7091

López, D., Cuevas, P., Gómez, A. & Medoza, J. (2004). Psicoterapia focalizada en latransferencia para el trastorno l'mite de la personalidad. Un studio con pacientes femeninas. *Salud Mental, 27*(4), 44–54.

Main, T.F. (1946). The hospital as a therapeutic institution. *Bulletin of the Menninger Clinic, 10,* 66–70.

Main, T.F. (1957). The ailment. *British Journal of Medical Psychology, 30,* 129–145. https://doi.org/10.1111/j.2044-8341.1957.tb01193.x

Mattke, D., Dammann, G. & Martius, P. (2007). Der Transfer von einzeltherapeutischen Behandlungskonzepten auf Gruppenformate: Das Beispiel der Übertragungsfokussierten Psychotherapie (TFP). *Gruppenpsychotherapie und Gruppendynamik, 43,* 161–180. https://doi.org/10.13109/grup.2007.43.3.161

McCabe, G.A. & Widiger, T.A. (2020). A comprehensive comparison of the ICD-11 and DSM-5 section III personality disorder models. *Psychological Assessment, 32*(1), 72–84. https://doi.org/10.1037/pas0000772

Nelson, H.F., Tennen, H., Tasman, A., Borton, M., Kubeck, M. & Stone, M. (1985). Comparison of three systems for diagnosing borderline personality disorder. *Archives of General Psychiatry, 142,* 855–858.

Nunes, P.M., Wenzel, A., Borges, K.T., Porto, C.R., Caminha, R.M. & de Oliveira, I.R. (2009). Volumes of the hippocampus and amygdala in patients with borderline personality disorder: A meta-analysis. *Journal of Personal Disorders, 23*(4), 333–345. https://doi.org/10.1521/pedi.2009.23.4.333

O'Neill, A. & Frodl, T. (2012). Brain structure and function in borderline personality disorder. *Brain Structure and Function, 217,* 767–782. https://doi.org/10.1007/s00429-012-0379-4

Plakun, E.M. (Ed.). (2011). *Treatment resistance and patient authority: The Austen Riggs Reader*. New York: Norton.

Porter, C., Palmier-Claus, J., Branitsky, A., Mansell, W., Warwick, H. & Varese, F. (2020). Childhood adversity and borderline personality disorder: A meta-analysis. *Acta Psychiatrica Scandinavica, 141,* 6–20. https://doi.org/10.1111/acps.13118

Puschner, B., Haug, S., Häfner, S. & Kordy, H. (2004). Einfluss des Behandlungssettings auf den Gesundungsverlauf. Stationäre versus ambulante Psychotherapie. *Psychotherapeut, 49,* 182–192. https://doi.org/10.1007/s00278-004-0369-y

Rentrop, M., Reicherzer, M. & Bäuml, J. (2006). *Psychoedukation Borderline-Störung. Manual zur Leitung von Patienten- und Angehörigengruppen*. München: Urban & Fischer.

Rice, A.K. (1963). *The enterprise and its environment*. London: Tavistock.

Rice, A.K. (1965). *Learning for leadership*. London: Tavistock.

Rice, A.K. (1969). Individual group and intergroup processes. *Human Relations, 22,* 565–584. https://doi.org/10.1177/001872676902200606

Rioch, M.J. (1970a). The work of Wilfred Bion on groups. *Psychiatry, 33,* 56–66. https://doi.org/10.1080/00332747.1970.11023613

Rioch, M.J. (1970b). Group relations: Rationale and technique. *International Journal of Group Psychotherapy, 10,* 340–355. https://doi.org/10.1080/00207284.1970.11491769

Rösch, C. (2012). Besonderheiten analytischer Gruppentherapie mit narzisstischen Patienten. In G. Dammann, I. Sammet & B. Grimmer (Hrsg.), *Narzissmus* (S. 81–93). Stuttgart: Kohlhammer.

Rösch, C. & Grimmer, B. (2017). Störungsspezifische stationäre Behandlung von Persönlichkeitsstörungen: Integration von TFP und DBT. *Persönlichkeitsstörungen, 21*(2), 83–95.

Rosenfeld, H. (1952). Notes on psychopathology and psychoanalytic treatment of schizophrenia. *The International Journal of Psychoanalysis, 33*(2), 111–131.

Rudolf, G. (2013). *Strukturbezogene Psychotherapie. Leitfaden zur psychodynamischen Psychotherapie struktureller Störungen* (3. Aufl.). Stuttgart: Schattauer.

Sachsse, U. (2011). Selbstverletzendes Verhalten als somatopsychische Schnittstelle der Borderline-Persönlichkeitsstörung. In B. Dulz, S.C. Herpertz, O.F. Kernberg & U. Sachsse (Hrsg.), *Handbuch der Borderline-Störungen* (2., vollständig überarbeitete Aufl., S. 390–405). Stuttgart: Schattauer.

Sack, M., Dulz, B. & Sachsse, U. (2011). Posttraumatische Belastungsstörung und Borderline-Persönlichkeitsstörung. In B. Dulz, S.C. Herpertz, O.F. Kernberg & U. Sachsse (Hrsg.), *Handbuch der Borderline-Störungen* (2., vollständig überarbeitete Aufl., S. 197–202). Stuttgart: Schattauer.

Sack, M., Sachsse, U., Overkamp, B. & Dulz, B. (2013). Traumafolgestörungen bei Patienten mit Borderline-Persönlichkeitsstörung. Ergebnisse einer Multicenterstudie. *Nervenarzt, 84,* 608–614. https://doi.org/10.1007/s00115-012-3489-6

Sandell, R. (1989). Two kinds of borderline concepts: Conceptual and empirical agreement between DSM-III, DIB, and Kernberg. *Psychiatric Developments, 4,* 351–365.

Sollberger, D., Gremaud-Heitz, D., Riemenschneider, A., Agarwalla, P., Benecke, C., Schwaldt, O. et al. (2015). Change in identity diffusion and psychopathology in a specialized inpatient treatment for borderline personality disorder. *Clinical Psychology & Psychotherapy, 22*(6), 559–569. https://doi.org/10.1002/cpp.1915

Sollberger, D. & Walter, M. (2010). Psychotherapie der Borderline-Persönlichkeitsstörung: Gemeinsamkeiten und Differenzen evidenzbasierter störungsspezifischer Behandlungen. *Fortschritte der Neurologie und Psychiatrie, 78,* 698–708. https://doi.org/10.1055/s-0029-1245626

Sonnenmoser, M. (2008). Operationalisierte Psychodynamische Diagnostik. Weiterentwicklung in der zweiten Version. *Deutsches Ärzteblatt, 7,* 318.

Spitzer, R.L., First, M.B., Shedler, J., Westen, D. & Skodol, A.E. (2008). Clinical utility of five dimensional systems for personality diagnosis: A „consumer preference" study. *Journal of Nervous and Mental Disease, 196*(5), 356–374. https://doi.org/10.1097/NMD.0b013e3181710950

Stanton, A.M. & Schwartz, M. (1954). *The Mental Hospital.* New York: Basic Books.

Stern, B.L., Caligor, E., Clarkin, J.F., Critchfield, K.L. Hörz, S., Maccornack, V. et al. (2010). Structured Interview of Personality Organization (STIPO): Preliminary psychometrics in a clinical sample. *Journal of Personality Assessment, 92*(1), 35–44. https://doi.org/10.1080/00223890903379308

Stoffers, J. & Lieb, K. (2011). Pharmakotherapie der Borderline-Persönlichkeitsstörung. In B. Dulz, S.C. Herpertz, O.F. Kernberg & U. Sachsse (Hrsg.), *Handbuch der Borderline-Störungen* (2., vollständig überarbeitete Aufl., S. 854–864). Stuttgart: Schattauer.

Stoffers-Winterling, J., Storebø, O.J. & Lieb, K. (2020). Pharmacotherapy for borderline personality disorder: An update of published, unpublished and ongoing studies. *Current Psychiatry Reports, 22,* 37. https://doi.org/10.1007/s11920-020-01164-1

Stoffers-Winterling, J.M., Völlm, B.A., Rücker, G., Timmer, A., Huband, N. & Lieb, K. (2012). Psychological therapies for people with borderline personality disorder. *Cochrane Database of Systematic Reviews, 2012*(8), CD005652.

Stone, M. H. (1990). *The fate of borderline patients: Successful outcome and psychiatric practice*. New York: Guilford.

Storebø, O. J., Stoffers-Winterling, J. M., Völlm, B. A., Kongerslev, M. T., Mattivi, J. T., Jørgensen, M. S. et al. (2020). Psychological therapies for people with borderline personality disorder. *Cochrane Database of Systematic Reviews, 5*(5), CD012955.

Strupp, H. H. (1993). The Vanderbilt Psychotherapy Studies: A synopsis. *Journal of Consulting and Clinical Psychology, 61,* 431–433. https://doi.org/10.1037/0022-006X.61.3.431

Sullivan, H. S. (1953a). *Conceptions of modern psychiatry*. New York: Norton.

Sullivan, H. S. (1953b). *The interpersonal theory of psychiatry*. New York: Norton.

Sutherland, J. D. (1952). Notes on psychoanalytic group therapy. I: Therapy and Training. *Psychiatry, 15,* 111–117. https://doi.org/10.1080/00332747.1952.11022865

Thobaben, A. & Soldt, P. (2007). Charakterpathologie – Persönlichkeitsorganisationen – Strukturniveaus. Psychodynamische Modelle der Strukturpathologie im Vergleich. *Forum für Psychoanalyse, 23,* 330–342. https://doi.org/10.1007/s00451-007-0328-7

Tomko, R. L., Trull, T. J., Wood, P. K. & Sher, K. J. (2014). Characteristics of borderline personality disorder in a community sample: Comorbidity, treatment utilization, and general functioning. *Journal of Personality Disorders, 28*(5), 734–750. https://doi.org/10.1521/pedi_2012_26_093

Trull, T. J., Jahng, S., Tomko, R. L., Wood, P. K. & Sher, K. J. (2010). Revised NSESARC personality disorder diagnoses: Gender, prevalence, and comorbidity with substance abuse disorders. *Journal of Personality Disorders, 24,* 412–426. https://doi.org/10.1521/pedi.2010.24.4.412

Volkert, J., Gablonski, T. C. & Rabung, S. (2018). Prevalence of personality disorders in the general adult population in Western countries: Systematic review and meta-analysis. *British Journal of Psychiatry, 213*(6), 709–715. https://doi.org/10.1192/bjp.2018.202

Walter, M., Euler, S. & Sollberger, D. (2016). *Persönlichkeitsstörungen und Sucht*. Stuttgart: Kohlhammer.

Watzke, B., Rueddel, H., Koch, U., Rudolph, M. & Schulz, H. (2008). Comparison of therapeutic action, style and content in cognitive-behavioural and psychodynamic group therapy under clinically representative conditions. *Clinical Psychology & Psychotherapy, 15*(6), 404–417. https://doi.org/10.1002/cpp.595

WHOQOL Group (1998). The world health organization quality of life assessment (WHOQOL): Development and general psychometric properties. *Social Science & Medicine, 46*(12), 1569–1585. https://doi.org/10.1016/S0277-9536(98)00009-4

Wittchen, H.-U., Zaudig, M. & Fydrich, T. (1997). *Strukturiertes Klinisches Interview für DSM-IV (SKID). Achse I und II*. Göttingen: Hogrefe.

Wolf, M., Limberger, M. F., Kleindienst, N., Stieglitz, R.-D., Domsalla, M., Philipsen, A., Steil, R. & Bohus, M. (2009). Kurzversion der Borderline-Symptom-Liste (BSL-23): Entwicklung und Überprüfung der psychometrischen Eigenschaften. *PPmP – Psychotherapie Psychosomatik Medizinische Psychologie, 59*(8), 321–324. https://doi.org/10.1055/s-0028-1104598

Wolfersdorf, M. (2008). Suizidalität. *Nervenarzt, 79,* 1319–1336. https://doi.org/10.1007/s00115-008-2478-2

Wöller, W. & Tress, W. (2005). Die psychotherapeutische Behandlung von Persönlichkeitsstörungen. *Zeitschrift für Psychosomatische Medizin und Psychotherapie, 51,* 110–127. https://doi.org/10.13109/zptm.2005.51.2.110

World Health Organization (WHO). (2021). *ICD-11 for Mortality and Morbidity Statistics* (Version 05/2021). Retrieved from https://icd.who.int/browse11/l-m/en

World Health Organization/Dilling, H., Mombour, W. & Schmidt M.H. (Hrsg.). (2015). *Internationale Klassifikation psychischer Störungen. ICD-10 Kapitel V (F). Klinisch-diagnostische Leitlinien* (10., überarbeitete Aufl.). Bern: Hogrefe.

World Health Organization (WHO)/Dilling, H., Mombour, W., Schmidt, M.H. & Schulte-Markwort, E. (Hrsg.). (2016). *Internationale Klassifikationen psychischer Störungen. ICD-10 Kapitel V (F). Diagnostische Kriterien für Forschung und Praxis* (6., überarb. Aufl.). Bern: Hogrefe.

Yeomans, F. (2007). Questions concerning the randomized trial of schema-focused therapy vs transference-focused psychotherapy. *Archives of General Psychiatry, 64*(5), 609–610.

Yeomans, F.E., Clarkin, J.F. & Kernberg, O.F. (2015). *Transference-focused psychotherapy for borderline personality disorder: A clinical guide*. Washington, DC: American Psychiatric Publishing.

Yeomans, F.E., Clarkin, J.F. & Kernberg, O.F. (2017). *Übertragungsfokussierte Psychotherapie für Borderline-Patienten: Das TFP-Praxismanual*. Stuttgart: Schattauer.

Zanarini, M.C., Frankenburg, F.R., Hennen, J. & Silk, K.R. (2004). Mental health service utilization by borderline personality disorder patients and Axis II comparison subjects followed prospectively for 6 years. *Journal of Clinical Psychiatry, 65*(1), 28–36.

Die Autorinnen und Autoren des Bandes

Dr. Birger Dulz, geb. 1952. Facharzt für Psychiatrie und Psychotherapie sowie für Psychosomatische Medizin. 2006–2021 Chefarzt der Klinik für Persönlichkeits- und Traumafolgestörungen der Asklepios Klinik Nord – Ochsenzoll in Hamburg. Vorsitzender TFP-Institut Nord e. V. Seit 2013 Supervisor und Dozent für TFP. Seit 2021 tätig in eigener Praxis. Arbeitsschwerpunkt: Persönlichkeitsstörungen.

Dr. Mathias Lohmer, geb. 1954. Diplom-Psychologe, Psychoanalytiker. Seit 1996 tätig als selbstständiger Supervisor, Psychotherapeut, Organisationsberater und Coach. Seit 2013 Berater und Gesellschafter der M19-Manufaktur für Organisationsberatung GmbH in München. Arbeitsschwerpunkte: Coaching und Entwicklung von Führungskräften, Veränderungsprozesse in Organisationen und Teams, Persönlichkeitsstörungen.

Otto F. Kernberg, M. D., geb. 1928. Facharzt für Psychiatrie, Psychoanalytiker. Seit 1976 Professor für Psychiatrie am Weill Medical College der Cornell University in New York. Seit 1976 Lehranalytiker am Columbia University Center for Psychoanalytic Training and Research in New York. Seit 1996 Direktor des Personality Disorders Institute am NewYork-Presbyterian Westchester Behavioral Health Center in White Plains, NY. Arbeitsschwerpunkt: Persönlichkeitsstörungen.

Dr. Olga Wlodarczyk, geb. 1987. Master of Science in Psychologie, Tiefenpsychologin i. A. Seit 2018 Psychologische Mitarbeiterin in der Klinik für Persönlichkeits- und Traumafolgestörungen der Asklepios Klinik Nord – Ochsenzoll in Hamburg. Arbeitsschwerpunkt: Persönlichkeitsstörungen.

PD Dr. Gerhard Dammann, 1963–2020. Facharzt für Psychiatrie und Psychotherapie sowie für Psychosomatische Medizin, Psychoanalytiker. 2006–2020 Ärztlicher Direktor und Spitaldirektor der Psychiatrischen Dienste Thurgau und der Psychiatrischen Klinik Münsterlingen. Arbeitsschwerpunkt: Persönlichkeitsstörungen.